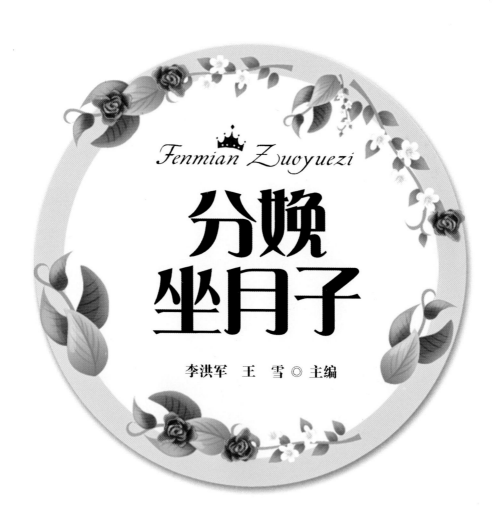

Fenmian Zuoyuezi

分娩
坐月子

李洪军　王　雪◎主编

U0309829

吉林科学技术出版社

图书在版编目（ＣＩＰ）数据

分娩　坐月子 / 李洪军，王雪主编 . — 长春：吉林科学
技术出版社，2015.7
ISBN 978-7-5384-9508-9

Ⅰ . ①分… Ⅱ . ①李…②王… Ⅲ . ①分娩－基本知识②产褥
期－妇幼保健－基本知识 Ⅳ . ① R714

中国版本图书馆 CIP 数据核字 (2015) 第 155348 号

分娩　坐月子
Fenmian Zuoyuezi

主　　编	李洪军　王雪
副主编	董理　张立娜
出版人	李梁
策划责任编辑	孟波　端金香
执行责任编辑	解春谊
模　　特	于洋　张莹楠　小静　赵丽　陈悦　于娜　陈园园
封面设计	长春市一行平面设计有限公司
制　　版	长春市一行平面设计有限公司
开　　本	710mm×1000mm　1/16
字　　数	240千字
印　　张	15
印　　数	1—8000册
版　　次	2015年9月第1版
印　　次	2015年9月第1次印刷

出　　版	吉林科学技术出版社
发　　行	吉林科学技术出版社
地　　址	长春市人民大街4646号
邮　　编	130021
发行部电话/传真	0431-85635177　85651759　85651628
	85677817　85600611　85670016
储运部电话	0431-84612872
编辑部电话	0431-85642539
网　　址	www.jlstp.net
印　　刷	沈阳新华印刷厂

书　　号	ISBN 978-7-5384-9508-9
定　　价	32.80元

如有印装质量问题　可寄出版社调换
版权所有　翻印必究　举报电话：0431-85642539

前言

　　分娩以后，新妈妈身体的各个器官和组织，尤其是乳房和刚刚经受过分娩考验的生殖器官，都要逐渐恢复到妊娠前的状态。但是这种恢复过程相当缓慢，需要6～8个星期才能完成。月子期虽然比妊娠期短得多，但它的重要性并不亚于妊娠期。坐月子期间，很多新妈妈在感受新生命到来的快乐同时，一方面是对育儿知识不了解，忙得焦头烂额、不知所措；另一方面，又因为缺乏正确的坐月子知识，让新妈妈时刻都怀着不安及忧虑，担心自己因怀孕和分娩而受损的身体没有得到很好的照料，给未来的健康埋下隐患。的确，坐月子可以影响到女人一生的健康。

　　本书按照分娩坐月子的时间顺序，先后讲述了产前准备、宫缩、分娩的最佳时机和上产床之前的身心准备，以及宝宝的出生过程，按照产后的时间系统地介绍新妈妈和宝宝可能发生的情况以及注意事项，全面地介绍月子期的产后调理、体形恢复、饮食营养、月子病防治等与新妈妈息息相关的内容，是新妈妈的实用宝典。

　　希望这本书能够伴随新妈妈安全、顺利地度过分娩期和月子期，也衷心地祝愿您的宝宝能健康成长！

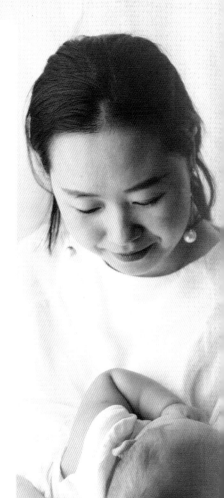

第一章
临产前须知

第二章
顺利分娩

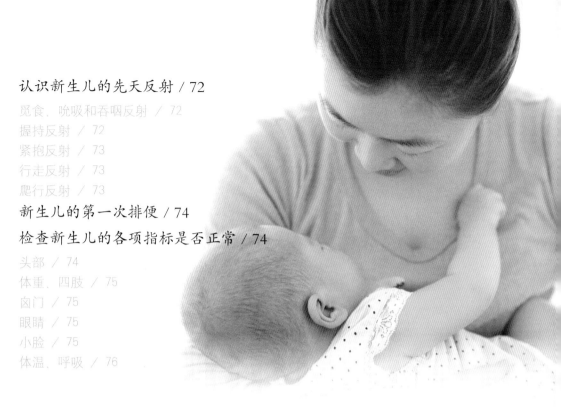

第四章
分娩后新妈妈的调养

第五章
轻松科学坐月子

第六章
坐月子饮食营养

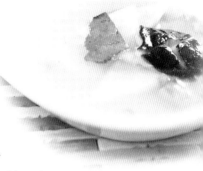

第七章
新妈妈美丽计划

第八章
新妈妈必修课

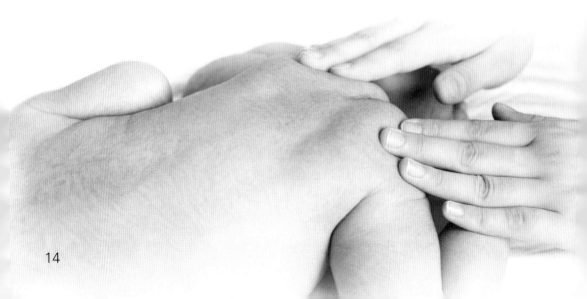

第一章
临产前须知

第一节 基础准备

● 如何推算预产期 ●

确定怀孕后，夫妻双方都急切地希望知道小宝宝将在何年何月何日出世，也就是推算宝宝的预产期。一般来说，女性的怀孕期为280天左右。那么该如何推算预产期呢？

根据末次月经计算

此种方法最常用且最简便，如果孕妇的月经周期很有规律，就可以用公式计算，从末次月经第一天算起，月份减3或加9，日数加7。若按农历计算，其月份也是加9或减3，日期应加14。例如末次月经第一日为2011年5月24日，预产期应为2012年2月31日；如果末次月经第一日为农历2011年4月24日，预产期应为农历2012年2月8日。

> 每3周来1次月经的女性，其妊娠期限应为280天-1周=39周；
> 每4周来1次月经的女性，其妊娠期限应为280天=40周；
> 每5周来1次月经的女性，其妊娠期限应为280天+1周=41周。

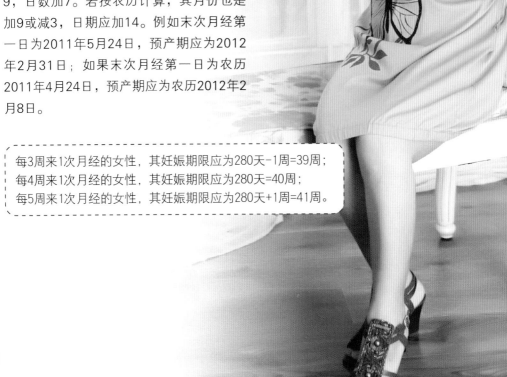

按早孕反应出现的日期计算

有的女性月经周期不规律，或忘记了末次月经日期，或产后、流产后月经尚未来潮又怀孕了。只要记得恶心、呕吐等早孕反应出现的时间，也可以此来推算预产期。因为一般早孕反应出现在怀孕6周左右，故计算公式为：

> 预产期＝早孕反应出现日期＋34周

按出现胎动的日期计算

初产妇胎动大约于第18孕周出现，经产妇因为有了经验，比初产妇提前两周，即在16周末已能感觉胎动。故计算公式为：

> 初产妇预产期＝胎动出现日期＋22周
> 经产妇预产期＝胎动出现日期＋24周

通过以上方法，孕妇可以自行推算获知宝宝出生的日期。另外，如果孕妇既记不清末次月经时间，又无早孕反应，且还未感知胎动时，可由医生通过B超及子宫底高度协助推测预产期。

按B超检查结果计算

B超下测胎囊、胎儿坐高、胎头双顶径或胎儿股骨长度的径线，用测得的数值对照正常值表，可知相当的孕周，在此日期上加40周的得数为预产期。

按引起妊娠的性交日期

计算从性交日期算起第266天，即为分娩的预定日期。

按子宫底高度计算

用测得的子宫底高度数值对照正常值表，可知相当的孕周，在此日期上加40周的得数为预产期。

一般情况下，实际的分娩日期与推算的预产期可以相差1～2周。

计算好了自己的预产期，就要对自己正常分娩时期内，每个阶段的变化做好心理准备，孕妇可以制作一个"正常分娩期的日程表"，在上面画上哪周、哪天自己应该注意什么，这些天胎儿和自己的身体会发生什么变化，"我"应该做些什么等。并且很多细心的孕妇把自己的妊娠过程以日记的形式记录下来，闲下来的时候翻一翻，或是等宝宝长大后给他看，都会有成就感。

● 分娩前如何选择医院 ●

看口碑

医生的水平如何，这一点对于外行人来说是很难判断的。可以先收集一下有关信息，再做选择。比如可以听听已经做了妈妈的人或护士的介绍。

除了对医生的评价外，还要认真地了解一下该医院是否有单人的产房，以及配餐费用等详细情况。

母婴分室还是母婴同室

如果是母婴分室，宝宝会被放在清洁整齐、温度和湿度适宜的新生儿室，妈妈产后能得到充分的休息。但缺点是，妈妈还没来得及知道宝宝的状况以及带宝宝的方法，就出院了。

如果是母婴同室，虽然妈妈有时休息不好，但是妈妈可以和宝宝保持亲密的接触，让自己的爱心陪伴着小宝宝。

能否选择分娩方法

正常的分娩方法中有不用任何药物的自然分娩和进行麻醉的无痛分娩。

一般来说，选择分娩医院的时候，也会同时选择分娩方法。尽可能在决定分娩方法以后再选择医院。

是否指导母乳喂养

倡导母乳喂养的医院会指导新妈妈哺乳的方法和乳房的按摩方法等。

离家的远近

即使是口碑再好的医院，如果离家太远，也很困难。妊娠中如何抵达医院，以及住院的有关事宜，也是要考虑的问题，所以最好能选择比较近的医院。

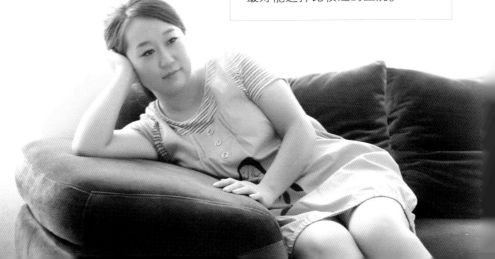

● 专业医院和综合医院**哪个更好** ●

妇幼保健院更专业

专业妇幼保健院的医生面对的就诊群体相对比较单一，就诊群体大多数是孕产妇。因此，一些中型妇幼保健院所配置的产科医疗器械比大型的综合医院更加齐全。如孕期的B超检查、唐氏综合征筛查，妇幼保健院在设备和专业能力无疑会比综合性医院的产科更全面。另外，专业妇幼保健院的产科医生每天面对的就是从孕期→产期→出院这一循环过程，技术实力相对较高，医护人员的操作经验更为熟练。并且妇幼保健院的产科病房通常比综合医院的产科病房多，由于是专业的产科医院，产妇所得到的饮食和护理照料往往会更适宜。

宝宝出生后，可以在妇幼保健院接受按摩、抚触，有条件的妇幼保健院还为宝宝专门提供游泳服务。所以，如果孕妇在孕期一切状况良好，则可以选择妇幼保健院。

综合性医院的优势

现在许多大型的综合性医院科室齐全，各科专业人员技术水平高，对于那些容易出现异常并发症的孕妇来说，一旦出现并发症，可以及时地在综合性医院各门诊科室得到会诊和处理。如果孕妇在怀孕时伴有异常或出现严重的并发症，可以考虑选择大型的综合性医院。

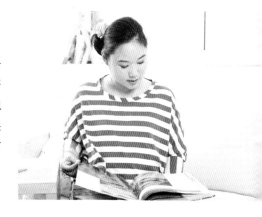

● 预产期到了非得**立即分娩吗** ●

胎儿的生长和发育除体重达到标准以外，还要求各个器官的功能发育达到一定程度的成熟，胎儿一旦分娩，独立于母体外生活，必须要有完整的呼吸功能、消化功能、排泄功能等。

同时孕妇的产道为分娩准备也随之达到了成熟，俗话说"瓜熟蒂落"，此时分娩的胎儿成熟、健康，孕妇体内各器官的功能，尤其是生殖器官达到最佳状态，就会减少因分娩而带来的不良影响。

计算预产期的目的：一是为了避免早产儿的出生；二是为了让接近预产期的孕妇及家庭在分娩前有所准备；三是加强妊娠晚期监护，发现异常及时采取有效措施，挽救胎儿生命；四是对有妊娠并发症的孕妇，在自身相对安全的情况下，适当延长妊娠时间，以使胎儿更趋成熟。

那么到了预产期一定要及时分娩吗？过了预产期有危害吗？目前预产期的计算，是按照末次月经的第一天，且平时月经周期规则、排卵日期准确，方可在估计的预产期分娩。

对于大部分孕妇来说，由于自然受孕，无法确定自己的排卵时间，无法推出预计分娩时间。所以有时按末次月经计算出来的预产期，并非是真正意义上的预产期。

统计发现，在一般人群中只有5%的孕妇是正好在预产期当天自然临产分娩的，60%以上的孕妇在预产期前后5天内分娩。对比她们的胎儿情况，发现在预产期前后两周，胎儿的存活能力最强。

但要是推迟14天，达到临床所谓过期妊娠时，部分孕妇的胎盘会出现老化、胎儿会出现缺氧窒息，对胎儿危害较大。因此，在妊娠晚期必须加强监护，及时发现异常并终止妊娠。

当你已经到了预产期或过了预产期，还没出现分娩征兆，你需要注意以下几点：

1	你需要继续进行每周一次产检。并把你在孕早期的检查（如B超、妊娠试验等）及胎动出现的时间、结果告诉医生，让医生给你再次核对怀孕周期
2	自己不要太过于紧张。据研究发现，即使怀孕周期准确，预产期后两周内分娩对母婴影响不大，这段时间你需要注意胎动情况。因为胎动监护是妊娠晚期最好的自我监护手段，能反映宫内胎儿生存状况，一旦胎动每小时少于3次或在12小时内少于20次，胎动减弱或自觉一段时间没有胎动，则需要马上到医院做进一步检查，医生会根据情况决定分娩时机
3	加强产前检查，缩短检查间隔时间，随时与检查医生取得联系，并告知宫内胎动情况，同时B超随访羊水量。如果无异常，可在密切监护下妊娠

总之，到了预产期不要过度紧张，但应该重视胎动的变化。

预祝所有的孕妇都能平安顺利地走完这十月怀胎的最后一季，都能生下一个既健康又可爱的宝宝。

什么是足月期

　　所谓的"足月期"是指从妊娠期的第37周到第42周这一段时间。

　　胎儿没有满37周就出生的叫做早产儿。这个时候的胎儿身体机能没有完全发育成熟，从母体出生后不能保持一个良好的稳定状态。胎儿在母体孕育42周之后出生的叫做过产儿。足月期出生的新生儿一般体重在2.5千克，身长在48厘米。新生儿的内脏、神经系统发育状况良好。一出生就会自主呼吸，会主动去吸吮妈妈的乳头，这些可以说明新生儿是非常健康的。

骨盆大小会影响生育吗

　　产前检查中很重要的一项是测量骨盆直径，以此决定分娩方式。骨盆在结构上有两个直径，前后径短、左右径宽的利于胎儿通过，可以自然分娩，如果天生骨盆窄小，前后径长、左右径窄，胎儿就不易自然娩出，可选择剖宫产。

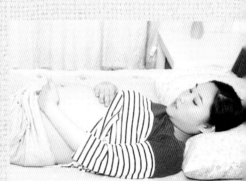

什么时候该去医院待产

　　如果你没有一些孕期的并发症，医生也没有说胎儿有什么特殊问题的时候，一般是等着有临产征兆以后再去医院。

立即去医院	1. 如果肚子疼得很规律了，阴道出血，跟月经量似的，或比月经量还多和破水情况下，要及时去医院 2. 如果阵痛的间隔时间突然变短，必须马上去医院 3. 如果前一天还有胎动，今天突然静止了，要马上去医院
不急于去医院	如果是在夜里胃有点疼，也没有破水，不见得急于到医院待产，可以早晨去
可以去医院	1. 真正的阵痛宫缩间隔时间越来越短，痛感也越来越强烈，一旦阵痛就表明即将进入产程了。当阵痛每隔10分钟一次，孕妈妈就可以入院待产 2. 有些孕妇生孩子是第一次，比较恐惧，为了安慰孕妇，就在感觉到有宫缩了，可以到医院去

●产妇要在医院待多久●

一般情况下，如果是顺产，母婴都平安健康，在产后第二天就可以出院了。如果新妈妈在分娩时会阴破裂或进行会阴侧切，需等到产后2～3天拆线后，视伤口愈合程度而定是否出院。大多数新妈妈经过四五天的休息都能使会阴愈合，所以产后5天多半可以抱着宝宝回家了。如果新妈妈采用的是剖宫产，现在的技术剖宫产也不用拆线，一般5天也可以出院了。如果新妈妈分娩时出现了异常情况，或是产后恢复得不好，那需要再观察一段时间后出院。

●坐月子不止30天●

传统上人们将产后一个月称为"坐月子"，但实际上，经过一个月的调整，身体许多器官并未得到完全的复原。比如，子宫体的回缩需要6周时间才能恢复到接近非孕期子宫的大小；胎盘附着处子宫内膜的全部再生修复也需要6周；产后腹壁紧张度的恢复也需要6～8周的时间。如果在此期间产妇干重活，就容易患上子宫下垂等疾病。产后除了产妇自身系统需要恢复外，还有一个重要任务就是哺乳。乳母由于要分泌乳汁，消耗热能及各种营养素较多，必须及时地给予补充，才能保证婴儿及母亲有足够的营养。

●准爸爸须知●

帮孕妈妈调节环境

在临产前，和妻子一起去了解一下病房、产房的环境，熟悉自己的医生。熟悉环境能让人感觉舒服、放松。在分娩前后，大多数孕妈妈都希望自己处在一个舒适的环境下：光线柔和，室温适宜，环境清静，有亲人陪伴，有舒缓的音乐……在家中待产时，准爸爸就可以根据妻子的喜好，把家中环境调节到最佳。去医院时，准爸爸也可以带上一些让她心理安慰的东西，比如她喜欢的娃娃、衣服、小摆设等，即使她在医院里，也能感受到家的温馨。

学会放松自己

了解足够多的有关生育方面的知识，平时多与妻子所在医院的医生交流、沟通，做到胸有成竹，心中不慌。第一次迎接新生命，任何人都会感到紧张，准爸爸虽然只能旁观，但他的紧张、忧虑也是很自然的。然而，在妻子面临分娩时，作为她的精神支柱，如果自己先紧张起来，就一定会影响到妻子的情绪，使她更加不安、惶恐。因此，准爸爸一定要学会放松自己，只有这样，才可能去安慰临产阵痛的妻子，并给予她最大的支持。

妻子宫缩疼痛时

如果丈夫想了解孕妇在疼痛时最想身边的人做什么，不妨问一下自己的妈妈以及妻子的妈妈，她们的切身感受一定会让你有所启发。

每个待产孕妇都要经历宫缩。宫缩给人的感觉是不适的，所有的待产孕妇都会感觉到疼。刚开始宫缩时，每次宫缩时间较短，而且宫缩间隔较长。然后，宫缩时间会变得越来越长，间隔时间变得越来越短，疼痛也越来越剧烈。这种疼痛要持续很久，这时候的丈夫给妻子讲笑话什么的就起不到任何作用了，因为她完全笑不起来。

放松妻子的身体

妻子在宫缩时，腹部肌肉紧张是很正常的，此时，孕妈妈身体其他地方要尽量放松，这就需要丈夫来帮忙了。

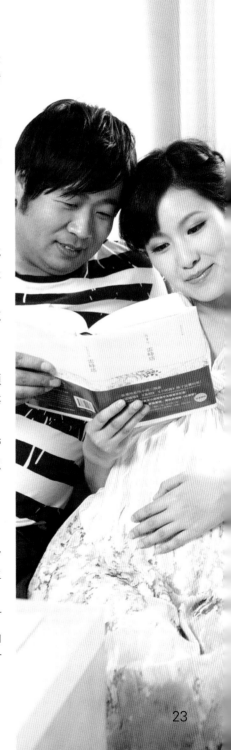

时断时续的宫缩要持续8～10个小时。当她坐着或躺下时，她的身体需要一些支撑，比如枕头、靠背。丈夫要确保妻子的肘、腿、腰、脖子都有地方支撑，并检查她身体各部位是否完全放松。妻子可能无法顾及到这些，甚至懒得说话，所以丈夫要主动帮忙。等到了医院，丈夫也要随时关心妻子是否躺得舒服。

如果妻子因疼痛而感觉很紧张，丈夫可在一旁带她深呼吸，提示她一些保持轻松的要点。丈夫也可以为妻子按摩，以缓解她临产时的紧张与不适反应。

给予妻子积极的心理暗示

作为妻子精神上的支持者，丈夫一定要经常给予妻子积极的心理暗示，让她积极地面对这个自然的生理过程，而不要总是给她带来坏的消息，让她未战先怯。

把正确、实用的生育知识告诉你的妻子。平时可以向那些有着顺利分娩经验的人请教，并把这些好的消息带给妻子。你还可以常和她一起想象孩子有多可爱，有了孩子以后，家庭是多么的幸福。

第二节 物质准备

● 经济准备 ●

现金和医保卡：可通过拨打各医院咨询电话了解到，顺产费用在1 400~2 000元，剖宫产费用在4 000~5 000元，为应急所需，可以多准备1 000元钱。如果有医保卡，待产孕妈妈要记得携带。

● 随身必备物品 ●

检查单据

围保病志、B超检查结果、心电图等怀孕期间的全部检查单据。便于医生了解孕妈妈的身体、胎盘功能及胎儿宫内情况，以提前做好应对各种突发情况的准备。

证件

夫妻双方身份证、户口簿、结婚证及宝宝的准生证等。

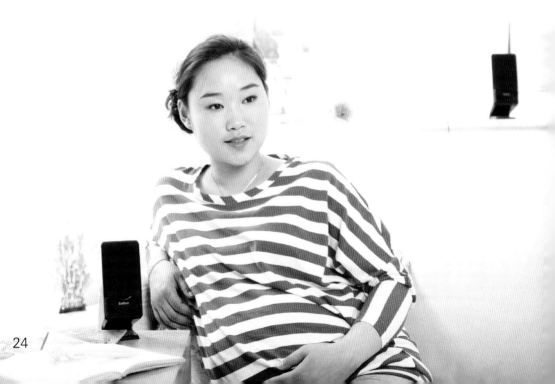

●入院必备物品●

妈妈的用品		宝宝的用品	
物品	**数量及用途**	**物品**	**注意事项及用途**
牙刷、牙膏	全软毛的牙刷，竹盐的牙膏，可以防止产后牙龈出血。也可以用医院开的产科专用漱口水	干纸巾	宝宝尿了，用湿纸巾擦过之后，可将干纸巾垫在小屁股底下片刻，将水分吸干
毛巾	2条，一条擦脸，另外一条用来擦脚。洗完下身要用卫生纸摁干	护臀膏	均匀涂抹在宝宝的小屁股上，可以在皮肤表面形成一层保护膜，很好地隔绝皮肤与尿液，避免尿液刺激皮肤
盆、香皂	各1个	婴儿棉签	用途较多，给宝宝清洁耳朵外廓、嘴唇上奶皮、眼角眼垢、皮肤上药等都用得着
润肤露	1瓶	纱布（巾）	多准备一些，用于给宝宝洗脸、洗屁股，擦嘴角奶渍，或当围兜兜（买的毛巾兜太硬，易磨宝宝的脖子）
吸奶器	用处很大，有电动和手动的两种，电动的好处是省力、快捷，但是没有手动的挤得空	洗澡盆	澡盆有大小号，洗完后用毛巾把宝宝包裹好以免宝宝着凉。新生宝宝要用小一点儿的
产妇湿巾	若干。避免产后感染	洗澡架	挂在澡盆上，起依托作用，将宝宝放在上面，大人就可以解放双手给宝宝清洗。洗澡架有软、硬两种
保鲜袋	若干。产后妈妈的食量不会很大，所以用保鲜袋保存各种食品	沐浴露	给宝宝洗澡时滴2～3滴在澡盆里即可
水果刀	1把。用于削水果	洗发水	把洗发水挤在大人的手里，用水稀释并打出泡泡再抹到宝宝的头发上，然后用温水彻底冲洗干净
水杯或一次性纸杯	若干	润肤油	将宝宝润肤油涂抹在宝宝的头上，轻轻地进行按摩，头垢软化后用清水冲洗干净即可，以清除宝宝头上的头垢
卷筒卫生纸、卫生巾	若干	水温计	在40℃刻度上有道明显的红线，是宝宝洗澡最适合的温度
腹带	可以帮助产妇恢复体形，但使用的过程也会产生很多问题，如果产妇是正常的分娩，就应该加强锻炼，不宜长期使用腹带	洗脸盆	宝宝用的盆应与成人用的分开

●给宝宝哺乳的用品●

物品	用途
奶瓶	目前市场上的奶瓶从制作材料上分主要有两种：PC（俗称太空玻璃）制和玻璃制的。PC质轻，而且不易碎，适合外出及较大宝宝自己拿着用；玻璃奶瓶更适合在家里由妈妈拿着喂宝宝时用
圆形奶瓶	适合0～3个月的宝宝用。这一时期，宝宝吃奶、喝水主要是靠妈妈喂，圆形奶瓶内颈平滑，里面的液体流动顺畅。母乳喂养的宝宝喝水时最好用小号的，储存母乳时可用大号的
弧形、环形奶瓶	4个月以上的宝宝有抓握东西的强烈欲望，弧形瓶像一只小哑铃，环形瓶是一个长圆的"O"形，它们都便于宝宝的小手握住，以满足他们自己吃奶的愿望
带柄小奶瓶	一岁左右的宝宝可以自己抱着奶瓶喝奶了，但又往往抱不稳，这种类似练习用杯的奶瓶就是专为他们准备的
奶嘴	吸吮是宝宝发育过程中的重要部分，因此一个品质良好、适合宝宝的奶嘴，不仅是宝宝最佳的亲密伙伴，更是影响日后牙齿排列的重要条件。奶嘴的软硬度要适中，材质最好是硅胶的，因为硅胶的性能比较稳定，耐热性强，弹性好，不易老化，并且硅胶奶嘴更接近母亲的乳头，宝宝比较容易接受
奶瓶刷	一大一小两个刷子，刷奶瓶消毒用
奶瓶夹	消毒时用来夹奶嘴和奶瓶
消毒器具	家用的消毒柜就可以，臭氧、红外线和高温可分别使用，需要煮沸消毒的用家里的锅也可以，但要保证是宝宝专用的
温奶器	作用不是很大，热水泡奶瓶也很方便

第三节 心理准备

●调整心态迎接宝宝●

　　其实，生育过程几乎是每位成年女性的本能，不仅是一种十分正常的自然生理过程，更是每位母亲终生难忘的幸福时刻。胎儿在母体里已9个多月了，由一个微小的细胞发育成3 000克左右的成熟胎儿，他不可能永远生活在孕妈妈的子宫内，他要勇敢地穿过产道，投奔到外面精彩的世界里。所谓"瓜熟蒂落"就是这个道理。

　　在分娩过程中，子宫是一阵阵收缩，产道才能一点点地张开，胎儿才能由此生下来。

　　在这个过程中，母体产道产生的阻力和子宫收缩是帮助胎儿前进的动力，虽然给孕妇带来一些不适，但这是十分自然的现象，不用害怕和紧张。

　　孕妈妈的承受能力强，勇敢心理也会传递给宫中胎儿，这就是胎儿性格形成的最早期的教育。

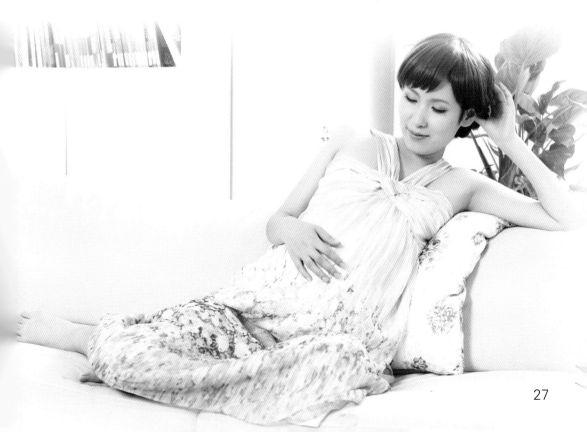

●认识到分娩是一个较长的过程●

首先，要明确分娩是一种自然的生理现象，是每一个健康的育龄女性完全能够承受得住的过程。分娩时子宫会一阵阵地收缩，孕妇就会感到一阵阵腹部和腰部的胀痛不适。但这种疼痛并不那么严重，而是由于精神紧张和对分娩的恐惧，使得疼痛感加剧了。

如果从分娩开始就泰然处之，主动地去稳定自己的情绪，疼痛是不会那么严重的。

其次，孕妇应该相信现在的医疗技术，分娩的安全性比过去大大提高了。在医院里分娩，孕妇的生命危险接近于零。万一发生自然产困难的情况，在有危险时刻，医生会马上采取措施。而目前手术的成功率已接近100%。所以，孕妇的顾虑是不必要的，所以一定要满怀信心地等待分娩。

最后，让孕妇消除紧张心理，家属临产前的帮助和准备工作是很有必要的。

如果产前准备工作不充分，孕妇慌慌张张地进入医院，很容易引起精神紧张和恐惧感。相反，产前准备做得周到、细致，孕妇不慌不忙地进入医院，安心坦然地待产，则对稳定临产时的情绪，防止精神过度紧张是十分有益的。

当然，产前准备工作不仅仅是孕妇一个人的事，也需要家人的协助。

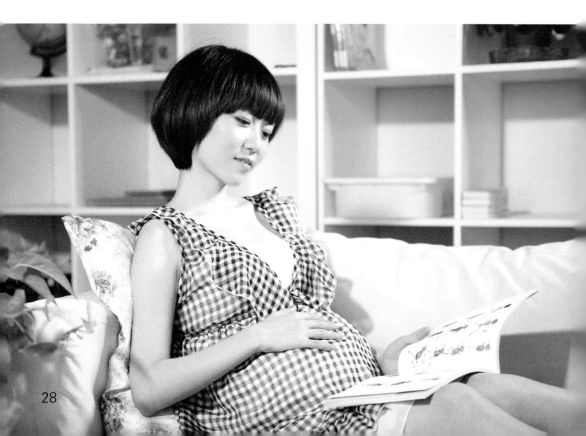

●做好产前检查●

预产期：　　年　　月　　日　　　　　　　产检建卡日：　　年　　月　　日

产检频率	产检次数	怀孕周数	例行产检项目	定期/特殊产检项目（在方框里划勾记录已检查项目）	备注
每月一次（怀孕28周以前）	第1次	12周左右	了解病史（年龄、职业、推算预产期、月经史、孕产史、手术史、本次妊娠过程、家族史、丈夫健康状况等） ·体重·腹围 ·身高 ·四肢水肿情况 ·血压·胎心 ·宫高	□尿常规 □血液检查（验血） □血常规　　　　□梅毒抗体 □凝血功能　　　□肝功能 □血型（ABO、Rh）　□风疹病毒 □甲乙丙肝抗体　□弓形虫抗体 □艾滋病抗体　　□白细胞病毒等 □阴道检查　　　□心电图 □颈后透明带扫描（NT，检测胎儿唐氏综合征，怀孕11～13周进行） □绒毛检查（检测胎儿唐氏综合征，怀孕11～13周进行）	建卡 预约B超检查
	第2次	16周	·体重 ·血压 ·宫高 ·腹围 ·四肢水肿情况 ·听胎心 ·血常规 ·尿常规	□唐氏综合征检查（怀孕14～20周进行） □羊水穿刺（检测胎儿唐氏综合征，怀孕16～20周进行）	有些医院会合并进行一次产检时的血液检查和唐氏综合征筛查
	第3次	20周		□B超（排除胎儿畸形，怀孕14～20周进行）	应该多长时间感觉到一次胎儿的胎动
	第4次	24周		□糖筛查（一般在怀孕24周进行，如有高危因素可提前至孕早期） □糖耐量测试（糖筛查测量值超过标准时进行）	
每两周1次（怀孕28～36周）	第5次	28周	·体重 ·血压 ·宫高 ·腹围 ·四肢水肿情况 ·听胎心 ·血常规 ·尿常规	□B超（检查胎儿发育情况并进一步排畸，怀孕30～32周进行）	
	第6次	30周			
	第7次	32周			
	第8次	34周			
	第9次	36周		□胎心监护（从怀孕36周开始每周一次）	
每周1次（怀孕36周以后）	第10次	37周	·体重 ·血压 ·宫高 ·腹围 ·四肢水肿情况 ·胎心监护 ·血常规 ·尿常规	□骨盆测量 □B超（检查胎儿大小、胎位和羊水状况，为分娩做准备，怀孕36周或以后进行） □心电图（可以门诊做，无特殊情况也可在入院待产时做）	与医生讨论分娩方式
	第11次	38周			
	第12次	39周			

●选择适合的**分娩方式**●

医生帮助孕妇选择分娩方式

在选择分娩方式前，医院会对产妇做详细的全身检查和产妇检查，检查胎位是否正常，估计分娩时胎儿有多大，测量骨盆大小是否正常等。如果一切正常，孕妇在分娩时就可以采取自然分娩的方式；如果有问题，则会建议采取剖宫产术。自然分娩的产妇可以根据自己的需要来决定是否选择无痛分娩。

选择更人性化的分娩方式

目前国际上围产技术的潮流是回归自然的"人性化分娩"，比如分娩过程中增强产妇的主动性以及分娩过程中的家庭式服务，让分娩的操作更科学、产程更顺畅、产妇更轻松、母婴更健康。

孕妇有权选择分娩方式

如果一个普通的孕妈妈，要求做剖宫产，医生要先与孕妇沟通，因为剖宫产毕竟是一个手术，对孕妈妈身体有一定程度上的伤害，如果能够自然分娩还坚持剖宫产，那么这样的损伤是不值得的。即使医生实在劝阻不了，也会满足孕妇的要求。因为在《母婴保健法》上有一条已经指明：孕妇有选择分娩方式的权利。

减少干预，回归自然

我国妇产科界专家针对我国剖宫产率逐年提高的问题提出了忠告，剖宫产作为一种手术，不但有手术并发症发生的危险，而且对新生儿亦有一定的影响，决不可因怕疼或为挑选吉日而要求手术。世界卫生组织倡导的爱母行动，口号就是"减少干预，回归自然"，明确规定"除有医学指征之外，对产妇不使用药物镇痛和手术"，即所谓剖宫产手术分娩和注射药物的无痛分娩，只是适合妊高征、心脏病、甲亢、骨盆狭窄、胎位不正以及严重产痛等产妇的一种选择性和补救性手术。

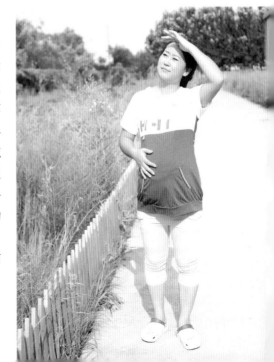

第二章
顺利分娩

第一节 分娩知识

● 产力 ●

产力最主要的是子宫肌肉的收缩力量，它可以把胎儿和胎盘等从子宫内逼出。

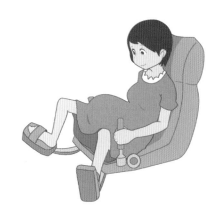

● 产程 ●

分娩前的历程虽然漫长难挨，却是必经的，如果对分娩有事前认识、事先准备以及心理准备，那么当分娩真正来临时，就不会忧心忡忡，也就有足够的力量去渡过阵痛的难关。相信当看到期待已久的小宝贝那可爱的模样时，妈妈会感到之前所有的辛苦都是值得的。

分娩过程由子宫收缩开始，然后到子宫口开全，最后胎儿、胎盘娩出。按照产程进展的不同阶段，一般分为三个阶段：

第一阶段

宫口扩张期。这一阶段是指从产妇出现规律性的子宫收缩开始，到宫口开大10厘米为止。这一阶段时间很长，随着产程进展宫缩越来越频，宫口扩张速度也会加快。一般初产妇8～12小时，经产妇6～8小时，宫口扩张的速度不是均匀的。子宫收缩每隔2～3分钟出现一次，每次持续60～90秒钟。通常是身体和精神最为紧张的阶段。产妇应该正确地对待宫缩时的疼痛，因为宫缩既带来疼痛又带来希望，应该想到的是每次宫缩都是胎儿向目的地又前进了一步。并且助产士会随时检查宫缩口扩张的情况，在子宫收缩间隙，可以在房间里适当走走，放松一下，在子宫收缩时，可以反坐在靠背椅上，双膝分开，手臂放在椅背上，将头靠在手上。要与助产士交换意见，取得助产士的指导。

孕妈妈应照常吃些高热能的液体或半流质食物。在我国有一种良好的传统习惯，这就是在临产前产妇要吃一些红糖水加鸡蛋、鸡枣汤、桂圆汤等营养丰富、热能高的食物，这是很好的营养与热能的补充方法，因为产妇分娩顺利与否，有一个很重要并起决定性的因素，这就是产力。所谓产力即指子宫肌肉和腹肌的收缩力，子宫收缩需要一定的能量。因此，增加一定量的热能以补充体力消耗。对不能进食者，应给予10%的葡萄糖液500～1000毫升静脉滴注，内加维生素C500毫克。如果做不到产妇临产后和产程中及时补充营养和热能，势必影响产力的正常发挥，使产妇过于疲劳，导致产程延长，给产妇和未出世的宝宝带来不利。巧克力是由奶油或牛奶、白糖、可可粉等精制而成的营养丰富、热能较高的食品。因此，产妇在临产时和产程中吃些巧克力，无疑是一种简便、易行、增强产力的方法。另外产妇经过一段时间熟睡，改善全身状态后，也能使体力恢复，子宫收缩力转强。

第二阶段

胎儿娩出期。这一阶段是指从宫口开全到胎儿娩出为止。此时子宫口开全，产妇有一种急欲生下孩子的感觉，这完全是一种不由自主的行为。这一阶段初产妇需1～2小时，经产妇在1小时以内。此时，产妇会感觉宫缩疼痛减轻，但在宫缩时会有不由自主的排便感，这是胎头压迫直肠引起的。每次子宫收缩的过程中，胎儿的头顶会从阴道口露出，子宫收缩停止，胎头即缩回，这样反复几次，胎儿的头慢慢地娩出，直至胎儿身体全部娩出。此时，产妇应做的心理准备是：学会宫缩时正确屏气向下用力，调动腹直肌和肛提肌的力量帮助胎儿顺利娩出。宫缩间歇时停止用力，抓紧休息。当胎头即将分娩出时要张嘴呼气，避免猛劲使胎头娩出过快，造成会阴撕裂。

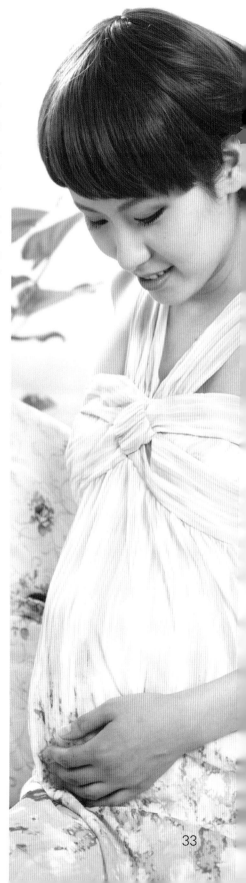

33

第三阶段

胎盘娩出期。这一阶段是指从胎儿分娩出到胎盘分娩出的过程，一般在10～20分钟。第二产程结束后，子宫会有几十分钟的休息时间，然后再度出现宫缩，这时子宫收缩的幅度明显增加，宫腔内部面积不断缩小，胎盘无法继续存在下去，随着最后的几次宫缩，胎盘最终与子宫分离、分娩出来。经过了前两个产程，产妇可能感觉不到这一阶段宫缩的疼痛。如果胎儿确实难以从阴道分娩出，例如骨盆狭窄、胎儿过大或胎位异常、宫缩乏力及妊娠并发心脏病等的产妇最好采用剖宫产的办法，这对产妇的健康、胎儿的平安都十分有利。胎儿分娩出后不久，随着轻微的疼痛胎盘剥离排出。胎盘排出后，要检查产道有无裂伤。

●产道●

产道是指宝宝分娩时的"通道"，由骨产道和软产道两部分构成，它主要是由孕妇的骨盆大小以及形状所决定的，当然孕妇的软产道也很重要，两者中有任何一种异常，都会造成难产。所以孕期一定要做好产前检查，以便医生及时发现问题，正确选择分娩方式。如果在产前检查中发现产道有问题，一定要提前入院，择期进行剖宫产手术。

●分娩方式●

自然分娩

即自然阴道分娩，胎儿经阴道自然娩出。这是最理想、最安全的分娩方式，也是医生对健康孕妇推荐的分娩方式。

水中分娩

在国外，水中分娩早已开展，在我国还刚刚起步。水的浮力作用可以有效地帮助产妇的肌肉放松，最终达到缓解分娩痛苦的作用，而且水中分娩的速度较一般分娩更快，能减少分娩对产妇的伤害和缺氧的危险，所以水中分娩已受到人们越来越多的关注。

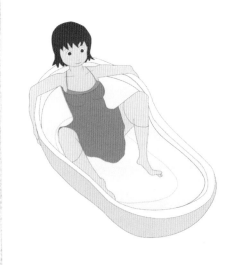

剖宫产

即经腹部切开子宫，将胎儿取出的分娩方式。这主要适用于胎儿过大，孕妇的骨盆无法容纳胎头，孕妇骨盆狭窄或畸形，分娩过程中胎儿出现缺氧，短时间内无法通过阴道顺利分娩，孕妇患有严重的妊娠高血压综合征等疾病无法承受自然分娩的，可行剖宫产。剖宫产是处理难产的主要手段，但不被认为是最理想的分娩方式。

无痛分娩

无痛分娩就是在分娩过程中，利用药物麻醉及其他的方法来减少或解除产妇分娩时的痛苦。是既止痛又不影响产程进展的一种分娩方式。

产钳助产

这种分娩方式，是借助于一种特殊的工具，即用产钳来帮助孕妇分娩，适合于在第二产程，子宫收缩乏力，产程延长，或产妇患有某些疾病，不宜在第二产程过度用力时使用。产钳分为两叶，两叶之间形成胎儿头大小并与胎儿头形状类似的空间，可将胎儿头环抱保护之中，以免胎儿头受挤压。助产士手扶钳柄，轻轻向外牵拉，帮助将胎儿头娩出。

坐式分娩

坐式分娩，它不但可以利用地球引力使胎儿对宫缩的压力增加，还可以增大骨盆的出口间径，减少骨盆的倾斜度，更有助于分娩。

●自然产●

秉承传统自然分娩

虽然分娩方式日益更新，但自然分娩仍被认为是最理想、最安全的分娩方式，备受专家的推崇。预产期前，如果B超报告显示你身体健康、状态良好，胎儿也发育得不错，胎位正常，就完全有必要让胎儿经阴道自然分娩出来。

自然分娩的优势

对宝宝来说，临产时，子宫的收缩把胎儿推向骨盆，其间所受的挤压是他出生前最好的锻炼。同时，宫缩和骨盆的阻力能帮助胎儿排出口、鼻中的黏液，保证呼吸道的畅通，减少吸入性肺炎的发生率。而且在子宫有规律的收缩过程中，胎儿的胸廓可以随着节律压缩与扩张，让宝宝出生后能更快地熟悉呼吸。

对孕妇来说，经过阴道分娩的产妇身体恢复很快，一般分娩完后稍事休息就可下床走动，并发症较少，产后也可立即进食，会阴部仅有的伤口愈合也较快。

自然分娩的不足

自然分娩是需要孕妇有耐力和意志力，如果孕妇因为精力耗尽而无法坚持，也可能给胎儿造成一些危险，例如脐带打结、绕颈等。如果在分娩后护理不当，孕妇还可能发生阴道松弛、阴道裂伤或感染的情况。

胎儿娩出的过程

胎儿身体随着产妇的屏气用力旋转360度通过耻骨后，朝向侧面，此时胎儿头部先出来。

整个头部出来后，为了左右较宽的肩膀也能分娩出来，身体会再度旋转90度而朝向侧面。如果是面朝产妇后背的情况下想要露出身体，肩膀会挂在称为坐骨棘的阴道中的突起上。进入发露状态后，助产医师往往会要求孕妇停止屏气用力，自此只是在阵痛的作用下继续分娩。但如果产妇仍继续屏气用力，产道变窄而会夹住胎儿。另外，为防止会阴断裂，双手要离开握棒，只用身体的力量，进行轻轻地浅浅地、短促呼吸。

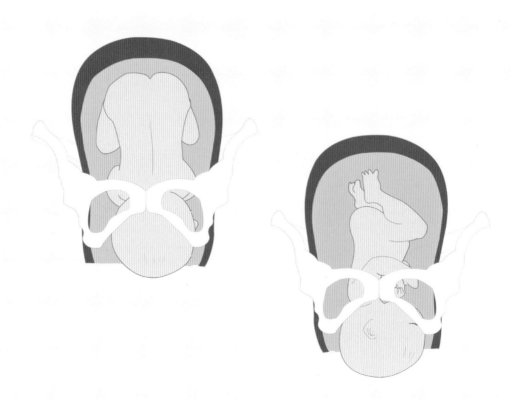

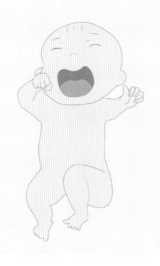

即使面朝侧面，两肩也是无法一下子出来时，一般都是先一侧后一侧慢慢地露出来。两肩出来后，腹部、双脚也就能一下子顺利地分娩出来了。此时我们能听到宝宝健康的"产声"。

胎儿整个身体分娩出来后，阵痛一下子就消失得无影无踪了。在切断与胎盘连接的脐带后，医生会为宝宝擦洗身体、导出所吸入的羊水和黏液、检查体温、点眼药水、称体重等。

除了旋转，还有一些变化呢。因为狭窄的产道，形状也比较复杂，因此胎儿为了能快速通过，除了会旋转，胎儿的身体以及产妇的身体也会发生各种各样的变化。

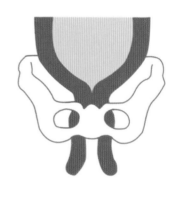

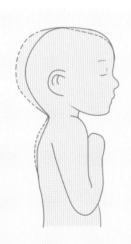
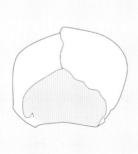
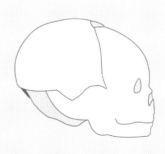

产后的处理要保持安静

胎儿诞生后数分钟，已张开到最大程度的子宫开始收缩，以便能恢复到原来的大小。这之前贴合紧密的子宫壁和胎盘之间也会出现缝隙，胎盘开始慢慢地脱落下来。

胎盘排出后整个分娩即全部结束。之后，需要进行产后的护理，如缝合会阴断裂的伤口等。此时产妇要静养两个小时左右。由于此时容易发生出血和疼痛等问题，医院往往会在分娩室或住院部继续观察产妇的身体状况，诸如检查血压和心跳、有无出血、子宫的恢复情况等。

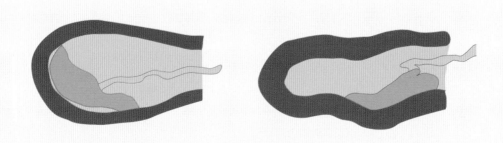

●剖宫产●

经腹部切开子宫，将胎儿取出来的分娩方式，称为剖宫产。其实，剖宫产是处理难产的主要手段，但并非是最理想的分娩方式。

谨慎选择剖宫产

近年来剖宫产率一直居高不下，孕妈妈也许决定去赶一下"时髦"。其实，剖宫产是处理难产时的主要手段，但并不是最理想的分娩方式，应谨慎选择。

剖宫产的优势

现在的剖宫产技术越来越先进，刀口越来越小，并发症也越来越少，所以，当孕妇或胎儿甚至是产力等出现异常、不宜进行自然分娩、会给母子带来危险时，剖宫产也不失为一种很好的选择。

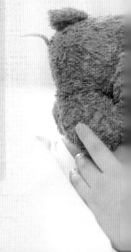

序号	分娩前出现以下情况时可以选择剖宫产
1	胎儿过大造成头盆不称，产妇的骨盆无法容纳胎头
2	胎儿受到拮抗体的影响
3	超过预产期两周仍未分娩
4	胎位异常，如胎儿臀位、横位
5	胎盘早剥或前置、脐带脱垂
6	孕妇的健康状况不佳，分娩时可能出现危险情况，如骨盆狭窄或畸形，患有严重的妊娠高血压综合征等疾病，无法自然分娩，高龄产妇初产，有过多次流产史或不良产史及其他因素

序号	分娩时出现以下情况时可以选择剖宫产
1	胎儿的腿先娩出
2	分娩过程中，胎儿出现缺氧，短时间内无法通过阴道顺利分娩
3	分娩停滞：宫缩异常或停止，又无法用宫缩药物排出
4	下降停滞：胎儿的头部或臀部没有进入产道
5	胎儿窘迫：临产时胎心音发生病态改变，或血液化验显示过度酸化，胎儿严重缺氧，无法以自然方法进行快速分娩
6	胎膜破裂延迟：已超过24～48小时，分娩仍未开始

剖宫产的不足

剖宫产可以避免孕妇自然产的疼痛和劳累，但术后的疼痛绝不亚于自然分娩时的疼痛，而且手术后的恢复比较缓慢，不仅让你在分娩后的几天变成真正的病人，而且由此带来的精神损伤也需要一段时间来恢复。此外，根据产妇的体质，剖宫产术后，有可能出现后遗症。不能否认剖宫产对新生儿也不利。虽然手术分娩可以保护胎儿，但没经过一路"闯关"的历练，宝宝的生存能力也有所削弱。因为剖宫产的宝宝缺少这种自然压缩能力，出生后容易导致新生儿肺炎，可能会出现呼吸障碍。同时剖宫产的宝宝缺乏产道对感觉器官的挤压刺激，会出现感觉器官失调。如果部分麻醉剂进入他的体内，这种疾患则更容易出现。

剖宫产适合哪种情况

在妊娠后期，胎儿在子宫内呈头低位。

剖宫产手术适用于孕妇不能经阴道分娩，或阴道分娩危及孕妇或胎儿的安全时。剖宫产手术的主要适应证如下：

危及胎儿
1　血氧含量降低
2　心率过低或过高
3　子宫异常：子宫过小、瘢痕子宫或子宫畸形
4　多胎妊娠
5　子宫颈异常：宫颈口过松，孕妇患活动期生殖器疱疹感染
6　胎盘及脐带异常：前置胎盘、胎盘早剥
7　发育异常

1	头盆不称（胎儿头过大，不能通过骨盆）
2	产程过长
3	胎位不正：臀位、横位
4	高龄产妇（年龄大于40岁）
5	孕妇处于危急状态（妊娠毒血症、先兆子痫、子痫、高血压）

图解剖宫产手术

切口为横切口，位于下腹部阴毛上方。

硬膜外麻醉（孕妇清醒，胸部以下无痛觉）；切开子宫，吸干羊水，取出婴儿；清除婴儿口腔及鼻腔的液体，夹住脐带并剪断，把婴儿交给儿科医生或护士护理，保障其呼吸顺畅，产妇这时是清醒的，可看见她的婴儿及听到其哭声。

剖宫产手术现已变得相当普及（在美国占所有分娩个案的20%），这是由于诊断手段的提高，令医生可准确判断其病人经阴道分娩是否安全。一些产科医生相信，剖宫产手术是某些分娩个案（如胎儿臀位、孕妇有剖宫产史或高龄产妇）最安全的分娩方式。

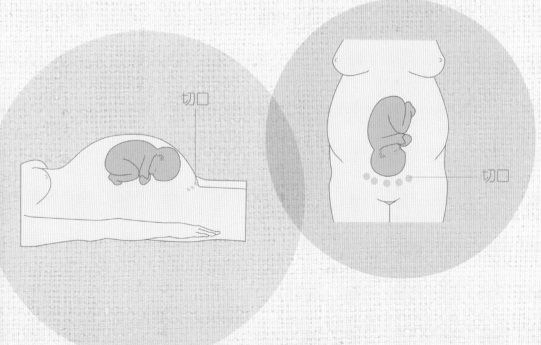

切口

切口

产前	产后
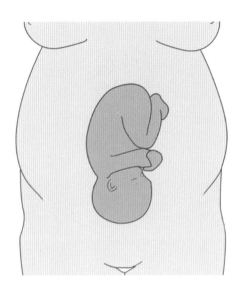	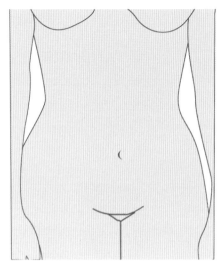

●真假分娩●

孕妈妈如果能提前获得生产的相关资讯，包括什么是产兆？什么是危险征兆？何时到医院待产？待产中可能遇到的状况？那么当产兆真正开始时就能从容面对了。

怎样辨别分娩信号的真伪

随着预产期逼近，孕妈妈的心情充满了两极化的情绪：一方面是期待新生命的到来；另一方面可能因对生产的过程一无所知而开始担心。

信号产生，生产装备启动

若出现待产信号，表示可能再过几天就要分娩了，孕妈妈可以开始一些准备工作：

1．确定生产方式（自然产或剖宫产）、待产医院，及产房联系电话。

2．先准备好住院相关证件（含身份证、母子保健手册），不要出远门。

3．事先咨询医院有关住院时应携带的产妇或婴儿用品，并准备好。

4．随时和丈夫、家人或即将陪产者保持密切联系。

身体待产信号出现

孕妇怀孕37周或之后胎儿即算足月，在接近分娩前一两周，会有一些征兆产生，它意味着可能即将进入待产。

待产征兆	
感觉轻松	此时胎头下降至骨盆腔中，孕妈妈会感觉呼吸较平顺，容易吃得下东西。一般初产妇会在生产前两周开始有这种感觉，经产妇则不一定。不过胎头可能会压迫膀胱，产妇会产生尿频
见红	子宫收缩前或当中，阴道可能会流出一些混有黏液、呈现鲜红色或暗红色的血丝状分泌物，主要是子宫颈在变薄、变软中产生微血管破裂所致。一般出血量不会太多，不需要立即住院待产；除非发生阴道大量出血，表示有其他危急事件，像是前置胎盘、胎盘早期剥离等，才需要立即就医
假性阵痛	要分娩的前几天，会出现不规则子宫收缩、下腹部疼痛的状况，一开始间隔时间可能是20分钟，之后越来越不规则，孕妈妈此时可以借助走路、休息来减轻疼痛。这种疼痛不会造成子宫颈扩张，所以称为假性阵痛，表示它离真正分娩还有一段时间

真正的住院分娩信号

1. 破水：由阴道涌出一股水，有如小便，无法控制地慢慢流出。可通过石蕊试纸测试或阴道检查确定。一旦破水，准妈妈可以使用干净护垫，并立即就医。

2. 真性阵痛：是一种规则性的子宫收缩，休息或走路都无法减轻疼痛，其疼痛主要集中在背部及下腹部。

3. 便意感：子宫收缩会造成胎头压迫孕妈妈的直肠，而出现的强烈便意感，此时应到医院检查，切勿用力上厕所，否则可能将婴儿产到马桶里。

其他危险性症状包括不正常的大量出血、胎动减少或停止、剧烈腹痛、持续头痛、视力模糊、尿量明显减少、脸部及手部水肿，这些情况可能会危急母体及胎儿安全，要立即住院或中止妊娠，不能视为一般症状来处理，以免延误治疗。

早产，危险的分娩信号

产兆在足月的孕妈妈身上，是正常的现象；若发生在未足月（指小于37周）的孕妇身上，会增加早产机会，导致早产儿产生。所以如果未足月的孕妇，发生早期子宫收缩、阴道出血或破水，需要马上就医。

阵痛轻微易忽略

一般未足月的子宫不像足月的那么胀大，有可能只是感到频繁的收缩、肚子闷闷胀痛或近似痛经，不一定会有明显的阵痛，此时仍需到医院检查，决定是否需要住院安胎。有些迷糊的孕妇等到有明显的规则阵痛时才来医院，结果子宫颈已经开到三四指快生了，就会发生早产情形。

分娩的信号

子宫底下降

初产妇到了临产前两周左右，子宫底会下降，这时会觉得上腹部轻松起来，呼吸会变得比前一阵子舒畅，胃部受压的不适感觉减轻了许多，饭量也会随之增加一些。

下腹部有受压迫的感觉

由于胎儿下降，分娩时即将先露出的部分，已经降到骨盆入口处，因此出现下腹部坠胀，并且出现压迫膀胱的现象。这时你会感到腰酸腿痛，走路不方便，出现尿频。

见红

尽量控制好见红时的紧张情绪。见红和一般的出血是不同的，它混合着血液，临产的产妇看到血心跳马上就会加速，情绪也会很紧张。请尽量保持沉着，无论什么时候见红都会有阵痛伴随着，所以要尽快地联系家里人或者医院。

腹部有规律的阵痛

一般疼痛持续30秒钟，间隔10分钟。以后疼痛时间逐渐延长，间隔时间缩短，称为规律阵痛。产妇在临产前迎来的第一个生理反应就是阵痛。阵痛刚刚开始的时候疼痛感觉十分的轻微，最初疼痛的感觉缓慢，心理也相对沉着一些。但也并不是说阵痛一定是按照由弱到强的规则。请你务必要知道的是：见红、破水的时候都会伴随着阵痛。

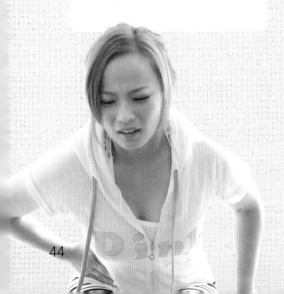

破水

这时离胎儿降生已经不远了，要马上和医院联系。胎盘中包裹胎儿的羊膜破裂，接着羊水流了出来，流出来破裂的羊膜会弄脏衣服，当羊膜真正破裂的时候，羊水会"哗"地一下子大量流出，这时应立刻与产院联系。

●宫缩●

宫缩是临产的一个重要特征，简而言之，就是有规则的子宫收缩。宫缩开始是不规则的，强度较弱，逐渐变得有规律，强度越来越强，持续时间延长，间隔时间缩短，如间隔时间在2～3分钟，持续50～60秒钟。在妊娠的最后几个月就是不规则宫缩，尤其是最后几周内。胎动后，只要把自己的手放在腹部就能感觉腹部不时地变硬。这种宫缩无规律性，也无周期性，也不会有疼痛感。

●分娩呼吸法●

腹式呼吸法

腹式呼吸法就是吸气时使腹部鼓起，呼气后，又恢复原状的呼吸法。适合于第一产程阵痛开始之时。通过使腹部紧张，压制子宫收缩感，缓和阵痛引起的疼痛，同时也有助于缓解全身的紧张，防止体力的消耗。

平时就练习这个呼吸法可以防治怀孕期间常见的便秘。但不可过于频繁地练习，因为是深呼吸，所以一般以一次练习4～5遍为基准。练习过多，会引起头晕。

呼吸方法：以3秒钟一次为节奏，吸气使下腹鼓起，然后呼气，同时腹部恢复原状。即吸气3秒钟，呼气也是在3秒钟内完成。腹式呼吸法只适用于阵痛发生的情况，当阵痛消失时应侧躺休息。

胸式呼吸法

胸式呼吸法也是在第一产程实行的动作。到了怀孕后期，就会很自然地用到胸式呼吸法。这种呼吸法使孕妈妈和胎儿获得足够的氧气。

呼吸方法：仰面躺下，两腿膝盖稍微蜷屈，把手放在胸部，从鼻孔慢慢吸气，然后由口中慢慢呼出，和深呼吸是同一道理，可以用手来感觉胸部的上下起伏。

●分娩姿势●

仰卧

方式	优点	缺点
产妇平躺在床上，两腿张开抬高，目前多采用此种分娩姿势；可依产妇需求，调整床头的倾斜高度。在产科历史上，仰卧分娩并不是主要体位。这种姿势虽可以帮助胎儿转换胎位，便于分娩，但不能够充分利用重力作用，使得产妇外阴部容易发生撕裂	对产科处理（如：真空吸引）及新生儿处理方便，适合医务人员的需要	1．仰卧时增大的子宫会压迫到静脉，使得流回心脏的血量减少，可能引发胎儿窘迫和产后出血增多 2．采仰卧分娩使得骨盆的可塑性受到限制，产道较狭窄，增加难产的机会 3．胎儿的重力失去原有的作用，导致产程延长，容易使产妇乏力

侧躺式

方式	优点	缺点
侧向躺着，蜷缩背部，先生可以帮忙把产妇的一只脚抬起。这种姿势所受重力作用虽然不大，但对于产妇来说是一种比较舒服的姿势	能使会阴放松，减少静脉受压，以及防止仰卧可能引发的胎儿窘迫和产后出血增多	若采用此种方式分娩，对医护人员（接生者）而言，操作较为不便

方式	优点	缺点
产妇直立站着，可有人搀扶或手抓握栏杆等	1. 直立姿势可以充分利用重力的作用，先露部直接压迫子宫下段的宫颈部，可反射地使子宫收缩强而有力，有效地缩短第二产程	1. 这个姿势产妇会比较累，但累的时候可以改变姿势
	2. 胎儿重力与产道方向一致，宫缩能使胎头在产道中旋转的顺利	2. 产妇久坐后，会阴部容易发生水肿
	3. 产妇若采蹲式分娩，产道宽度会最大，与仰卧式相较，产道横断面的面积可增加30%	3. 有急产倾向及进程较快的产妇不应采取站立式分娩

蹲坐式

采用这种方式的产妇可以凭借任何的支撑，或蹲或坐。

跪姿

类似前文提及的前倾跪式，也可以改变成许多不同的姿势。

双手伸直，与膝盖放在同一平面上，将身体撑平。

将上半身那一侧的身体垫得较高，可稍微运用到重力作用。

上半身趴在床或椅子上，采取高跪姿。

跪在床上，上半身直立与陪产者拥抱。

蹲姿

可以采用半蹲的姿势，并由陪产者搀扶。

可完全蹲下，但陪产者也须以跪姿协助支撑。

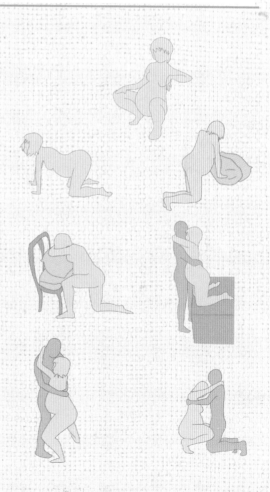

分娩过程随时可改变姿势

分娩是一件很自然的事情，就像吃饭一样，每个人吃饭的习惯也会不同，同样分娩的状况也因人而异，而分娩姿势理所当然每个人都可以不一样。但是目前因为医疗院所提供的环境，多以仰卧分娩为主，使得许多妈妈并不了解，其实，分娩的每一刻都是可以随时改变姿势的。

姿势任选，用力点相同

分娩时到底要用哪一个姿势呢？分娩时医生会在旁协助，提供建议，但是哪一个姿势可以较好地舒缓分娩时的疼痛感，只有产妇自己最清楚，除非产妇有特殊并发症，需限制其分娩姿势，否则都会尊重产妇的感受。但是医生提醒孕妈妈，无论采取哪一种分娩姿势，其用力的方式都是一样的，并不会因为姿势改变而有所不同。

● 分娩时与医生的配合 ●

为了使胎儿顺利降生，并减少产道的损伤（主要是指会阴、阴道和子宫的裂伤），医生要在分娩过程中采取一系列的措施。这些措施必须得到产妇的密切配合，才能产生好的效果，否则只会延长产程，增加产妇的痛苦和胎儿的危险。因此，每一个产妇都要认识到与医生配合的重要性。

在分娩开始后，子宫的阵阵收缩会使产妇感到腹部发紧、疼痛和腰部不适，这是分娩中必须经历的过程，产妇应冷静对待，切不可大喊大叫，扭腰转侧，徒耗体力。当宫缩较强，并且胎头下降到骨盆底会阴部时，医生会要求用力，这时产妇一定要听医生的话，按要求屏气向下用力，使用力与子宫收缩二力合一，促使胎头娩出。

当宫缩暂停时，要尽量放松休息，等下次宫缩开始时再用力，千万不要宫缩开始时大喊大叫，宫缩停止后则拼命用力，这样对分娩是没有帮助的。在胎儿将要娩出时，为了避免胎儿娩出太快，使产道准备不足而发生撕裂，医生会嘱咐产妇不要再用力，即宫缩来临时不要再向下用力，而改为缓慢张口呼气，产妇要按医嘱去做。

在产床上，产妇一定要牢记古人对分娩的提示："睡、忍痛、慢临盆。"就是说，在宫缩间隔时要好好休息，暗示自己忍耐疼痛，也不要过于着急，一步一步来，千万不要抱着早结束分娩早没事的态度，而不听劝告白白浪费体力；而要求产妇用力时，由于此前体力消耗太大，身体没有足够的力量将胎儿娩出，结果胎儿在产道中待得时间过长，会发生窒息等不良情况，严重的会引起"脑瘫"；也不要用力过度，生得太快，而导致产道的损伤。

● 急产 ●

有的产妇宫缩特别强，产程也明显地缩短，不到3小时就分娩，称为"急产"。

● 导乐 ●

确切地说，导乐是一种精神上的无痛分娩方式，通过在分娩过程中给产妇持续的生理、心理及情感上的支持，树立产妇对分娩的信心，消除顾虑及恐惧，使疼痛的感觉降低，产力加强，从而达到顺产的目的。"导乐分娩"最早出现在美国，导乐音译自希腊语"Doula"，原意为一个女性照顾另一个女性，这里是指一个有生育经历的女性，帮助初产妇渡过分娩难关。要想成为导乐，必须经过相关的培训和资格认证。

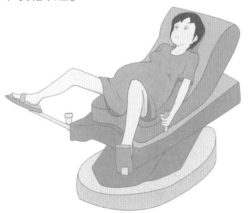

● 滞产 ●

有的产妇，因为年龄和精神因素，对分娩充满了畏惧，还没有正式临产，生活节奏就已经被打乱，吃不好，睡不好，结果消耗了体力，到正式临产时则疲乏无力，因而产程延长了。如果产程超过24小时则称为"滞产"。

● 胎头吸引器 ●

吸引分娩是在紧急情况下，还可以用真空胎头吸引器代替产钳。这个胎头吸引器的作用跟抽水机一样，可以将胎儿吸引出来。

● 双胞胎、多胞胎 ●

一次妊娠同时有两个以上胎儿者称为多胎妊娠，其中以双胎妊娠最常见。近年来，由于促排卵药物如克氯米芬、HMG等的应用，多胎妊娠有上升趋势。多胎妊娠为高危妊娠，孕妇并发症多，围产儿死亡率高。

●会阴撕裂●

会阴撕裂是指肛门和外生殖器之间的软组织受到严重创伤，导致会阴局部膨起变薄出现一条可见的裂痕，严重者会撕裂到肛门。

会阴撕裂的原因

1. 分娩：胎头娩出是分娩过程中最重要的一步。当胎头就要通过阴道娩出时，阴道口及周围组织由于胎头持续下降而受到压迫，可见局部膨起变薄甚至发亮，此时，如果不注意保护会阴，不但会阴可能撕裂，甚至还会一直撕裂到肛门。

2. 大便干燥：由于上火或天气炎热，大便容易干燥，也会导致会阴撕裂。

3. 性生活：因为患有炎症，阴道容易干涩，性生活时会阴就会容易受伤甚至撕裂。

胎头娩出时如何保护会阴

当胎头即将娩出时，在产程中医护人员必须重视的一件大事，就是保护会阴。如果医护人员认为产妇有发生会阴撕裂的可能，会为产妇施行会阴侧切术。侧切后助产士可帮助胎儿配合子宫的收缩慢慢地分娩出胎儿后，再将切口缝合好。这样做，既可防止产妇会阴撕裂，又可防止胎头长时间受压导致损伤。产妇应与医生和助产士密切配合，其中最重要的是要掌握好呼吸，当子宫开始收缩时，产妇要按以下步骤去做：

操作方法	
1	两腿屈起，分开
2	腰部尽量放松，不要用力
3	四肢放松，双手抓住产床的两侧
4	嘴微微张开，张口呼吸，不需要用力时要做短而浅的呼吸，像长跑后的气喘吁吁，发出"哈、哈"的声音
5	听从助产士的指挥，在宫缩到来时深吸一口气憋住，双手抓住产床的两侧，抵住下颌像排便一样使劲用力

● 死产 ●

死产产生的原因	
胎儿因素	胎儿宫内感染，严重的遗传病，胎儿宫内发育迟缓，多胎，畸胎等
孕妇因素	怀孕期间阴道感染，严重的妊娠并发症，如妊娠高血压综合征、妊娠糖尿病、过期妊娠等
子宫局部因素	如子宫张力过大或收缩过强、子宫破裂等
胎盘及脐带因素	如前置胎盘、胎盘早期剥离、脐带脱垂、脐带打结、脐带绕颈影响供血，使胎儿因缺氧而死亡

死产的诊断标准

1. 胎动停止，胎心音消失，子宫不继续增大。
2. 子宫底及腹围缩小，乳房胀感消失，缩小。
3. 胎死时间长者会出现全身疲乏、食欲缺乏、腹部下坠。

死产的预防

重视产前检查，对高危妊娠进行系统管理，积极诊断并及时处理产前出血性疾病、过期妊娠，预防控制妊高征对降低死产的发生率有重要意义。对异常胎位的产妇注意产前宣教，以便及时采取有效措施，可避免死产的发生。减少早产的发生是降低死产的重要环节。要预防早产的发生，应早抓，包括计划生育，减少前置胎盘的发生，也是防止早产的重要措施。对怀孕女性做好孕期教育，及时纠正臀位、横位、防止胎膜早破。加强高危妊娠管理，尤其是妊高征的预防处理。

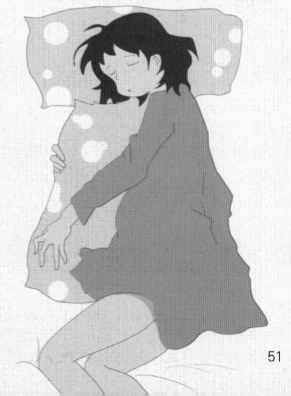

第二节 分娩前准备

●产前要做好外阴**清洁卫生**●

孕妇在见红后，应注意保持阴部清洁，会阴部放置消毒垫，而且应绝对禁止同房，以防引起产道及子宫内胎儿产前感染。

●产前要**排空大小便**●

临产时医生都要提醒孕妇要排空膀胱。因为子宫的位置在膀胱之后，直肠之前，膀胱过度充盈影响子宫收缩及先露部下降。怀孕后子宫随着胎儿的生长发育而长大，足月孕妇子宫重量达1 000~1 200克，容积可达5 000毫升。

分娩时，子宫强力而有节律的收缩，促进胎儿娩出，此时产妇不排空大小便，使子宫周围挤压过紧，必然影响子宫收缩，使胎儿露头部受阻而难以下降，以致宫口迟迟不开，这就会使胎头在盆底较长时间地压迫膀胱和肛门括约肌，以致括约肌麻痹而导致产后尿潴留和产后大便困难等问题。另外，还可致产妇在分娩过程中不自主地将大便溢出，污染外阴。

孕妇在临产时医生多鼓励产妇每2~4小时排尿一次，以免膀胱充盈影响宫缩及胎头下降。因胎头压迫引起排尿排便困难者，排除头盆不称，必要时导尿或温肥皂水灌肠，既能清除粪便避免分娩时排便污染，又能通过反射作用刺激宫缩从而加速产程进展。

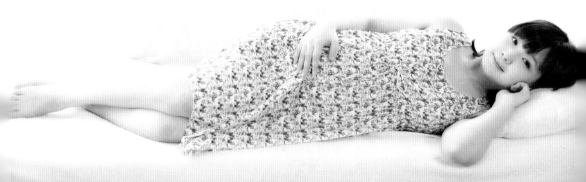

●应给分娩过程中的产妇**准备食品**●

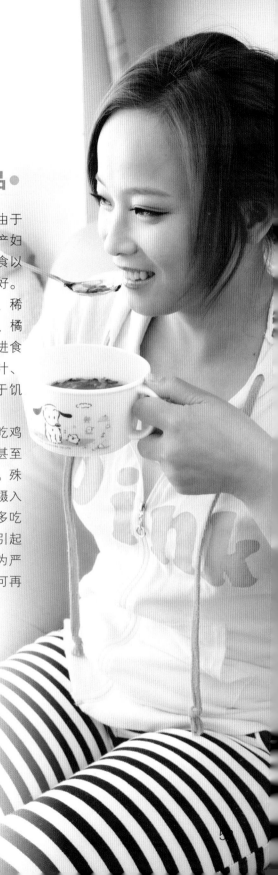

　　这是每位产妇及其亲人所关心的事情。由于阵阵发作的宫缩痛，常常影响产妇的胃口。产妇应学会宫缩间歇期进食的"灵活战术"，饮食以富含糖分、蛋白质、维生素，容易消化的为好。根据产妇自己的爱好，可选择蛋糕、面汤、稀饭、肉粥、藕粉、点心、牛奶、果汁、西瓜、橘子、苹果、香蕉、巧克力等多样饮食。每日进食4～5次，少吃多餐。机体需要的水分可由果汁、水果、糖水及白开水补充。注意既不可过于饥渴，也不能暴饮暴食。

　　有些不懂营养学的妇女认为"生孩子时吃鸡蛋长劲"，于是便一顿猛吃上十几个，有时甚至更多煮鸡蛋。这种愚昧的做法常常适得其反。殊不知人体吸收营养并非是无限制的。当过多摄入时，则"超额"部分经肠道及泌尿道排出。多吃浪费是小事，由于胃肠道的负担加重，还可引起"停食"，消化不良、腹胀、呕吐，甚至更为严重的结局。产妇每顿饭吃1～2个鸡蛋足矣，可再配些其他营养补品。

第三节 吃什么，怎么吃

助产需要这些明星食物

海带

对放射性物质有特别的亲和力，其胶质能促使体内的放射性物质随大便排出，从而减少积累和减少诱发人体机能异常的物质。

海鱼

含多种不饱和酸，能阻断人体对香烟的反应，并能增强身体的免疫力。海鱼更是补脑佳品。

鲜果、鲜菜汁

能解除体内堆积的毒素和废物，使血液呈感性，把积累在细胞中的毒素溶解并由排泄系统排出体外。

豆芽

贵在"发芽"，无论黄豆、绿豆，豆芽中所含的多种维生素能够消除身体内的致畸物质，并且能促进性激素的生成。

北芪党参炖乌鸡

原料 北芪30克，党参20克，乌鸡1只，姜2片，盐、料酒、香油各适量。

做法 1. 将乌鸡洗净，除去内脏，放入开水中煮3分钟，取出，将北芪、党参、姜片洗净。

2. 将乌鸡放入炖盅内，加入北芪、党参、姜片、料酒，注入适量开水，盖好，入锅隔水炖3小时，取出，放入盐、香油即可。

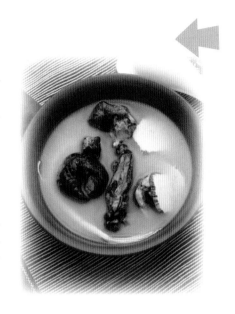

茄汁味菜牛柳

原料 牛柳肉200克，味菜220克，葱段、青红椒、洋葱各12克，鸡蛋1/2个，生抽、白糖、淀粉、甜茄汁各适量。

做法 1. 将牛肉、葱段、青红椒切丝，用调料拌匀，腌制12分钟，味菜切片，放入滚开的水中煮4分钟，捞起待用。

2. 放入牛柳肉用小火煎至八分熟，再放入切好的原材料煸炒片刻，加入调味料略炒，炒匀装碟即可。

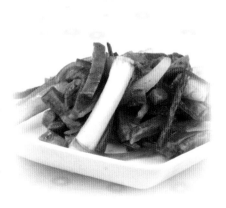

面包托煎蛋

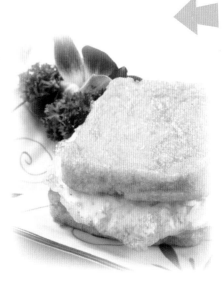

原料 鸡蛋、牛奶各200克，面包25克，黄油2小匙，猪油1大匙，盐1/2小匙。

做法 1. 将面包去掉边，烤成两面金黄色，放入盘内。将鸡蛋打入碗内，加入盐、牛奶调匀，备用。黄瓜洗净切丝，蒜剁成蒜泥，葱切末。

2. 往煎锅内注入黄油、熟猪油烧热，下鸡蛋，用筷子搅拌，等到鸡蛋煎成形的时候，将鸡蛋倒在烤好的面包上即可食用。

鲢鱼小米粥

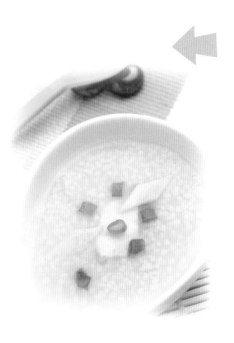

原料 鲢鱼1尾，丝瓜仁10克，小米100克，葱花、姜片、香油、鸡精、盐各适量。

做法 1. 将鲢鱼去鳞、鳃及内脏，洗净，去刺，切成片，放入盆中，加葱花、姜片、香油、盐拌匀，腌渍片刻。

2. 小米淘洗干净，丝瓜仁洗净。

3. 锅置火上，放入小米、丝瓜仁、适量清水煮粥，等粥将熟时，加入鱼片再煮片刻，鱼熟加入鸡精调味即可。

枸杞牛肝汤

原料 牛肝120克，枸杞40克，鸡精3克，盐4克，花生油25克，牛肉汤适量。

做法
1. 将牛肝洗净切块，枸杞洗净。
2. 把锅放在火上，放入花生油烧至八成热，放入牛肝煸炒片刻。
3. 锅洗净置火上，倒入牛肉汤，然后放入牛肝、枸杞、盐，共同煮炖至牛肝熟透，再用鸡精调味即可。

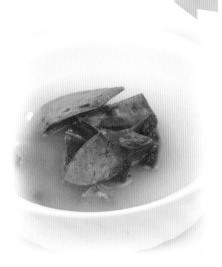

枣圆羊肉汤

原料 羊腿肉800克，红枣、桂圆各30克，党参20克，生姜4片。

做法
1. 羊肉洗净，切块。
2. 桂圆、红枣（去核）洗净，党参洗净，切段。
3. 在锅内倒入适量植物油起锅，放入羊肉，用姜、酒爆透。
4. 把全部用料一齐放入锅内，加适量清水，大火煮沸后，小火煲3小时，调味即可。

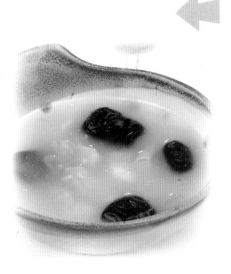

胡萝卜牛腩饭

原料 米饭100克，牛肉100克，胡萝卜50克，南瓜50克，高汤、盐各适量。

做法

1. 胡萝卜洗净，切块；南瓜洗净，去皮，切块待用。将牛肉洗净，切块，焯水。

2. 倒入高汤，加入牛肉，烧至牛肉八分熟时，下胡萝卜块和南瓜块，加盐调味，至南瓜和胡萝卜酥烂即可。

3. 饭装盆打底，浇上炒好的牛肉即可。

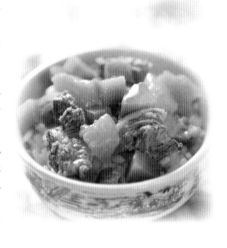

香菇烧鲤鱼

原料 鲤鱼1尾，黄豆芽150克，水发香菇60克，盐4克，葱段、姜片、料酒、酱油各10克，鸡精1小匙，水淀粉12克，植物油800克。

做法

1. 将鲤鱼去鳞、鳃、内脏洗净，两面剞上十字花刀，锅内加植物油烧热下入鲤鱼炸硬捞出。

2. 下入葱段、姜片炝香，烹入料酒，加入汤烧开，下入炸好的鲤鱼略烧一下。

3. 下入香菇、黄豆芽，加入酱油、盐烧至熟透入味，用水淀粉勾芡，出锅装盘即可。

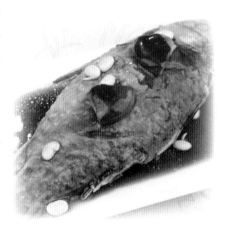

第三章
迎接新生儿

第一节 早产

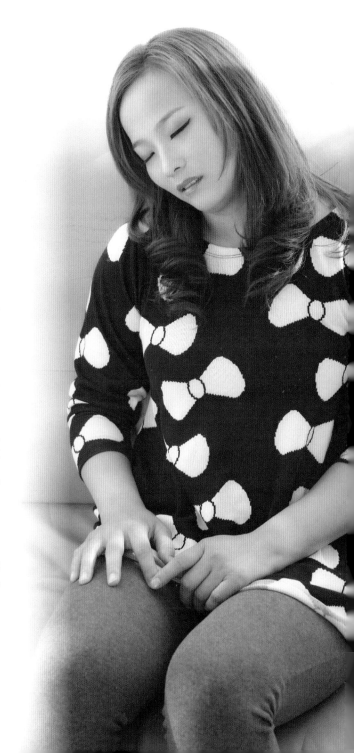

●早产的**预防**●

不要碰腹部

　　不要到人多的地方或上下班高峰时外出，被人碰一下，就有跌倒的危险，特别是上台阶时，一定要注意一步一步地走稳。不要拿重东西或取高处的东西，以免碰到腹部。

不要刺激腹部

　　严重的腹泻因排便时刺激子宫使其收缩加快，可引起早产。正常意义上的性生活与早产没有关系，但只要有一点点早产征兆，应禁止性生活。

不要让腹部紧张

　　长时间持续站立或下蹲的姿势会使腹压升高，子宫受压也可能引起早产。

安静地休息

安静地休息

　　要注意保持精神上的愉快。意想不到的事故、烦恼，甚至噪声都能引起早产。要注意避免睡眠不足，过度疲劳。

患有疾病的孕妇要预防早产

　　是否患有心脏病、肾病、糖尿病、高血压、流感、没有治愈的梅毒等疾病。

　　有宫颈机能不全、子宫畸形等异常情况的孕妇请加以注意。

　　有妊娠高血压综合征、双胞胎或多胎妊娠、前置胎盘、羊水过多症等情况的孕妇请遵照医生的指示活动。

●早产的症状●

怀孕中晚期的早产症状

　　1. 阴道分泌物增多，或分泌物性状发生改变。性状改变指分泌物变成水样、黏液状或带血色（即使仅仅是粉红色或淡淡的血迹）。

　　2. 出现阴道流血或点滴出血。

　　3. 腹部疼痛，类似月经期样的痛，或者1小时内宫缩超过4次（即使是宫缩时没有疼痛的感觉）。

　　4. 盆底部位有逐渐增加的压迫感（胎儿向下压迫的感觉）。

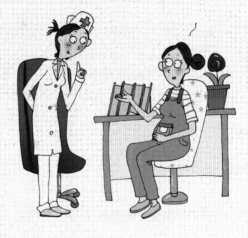

　　5. 腰背部疼痛，特别是在你以前没有腰背部疼痛史的情况下。

　　这些早产的症状有时候容易混淆，因为其中有些症状，比如盆底压迫感或腰背部疼痛等，在正常怀孕时也会出现。而孕早期零零星星出现的宫缩可能不过是布拉克斯顿·希克斯收缩（也称假性宫缩）。总之，多加小心，总比事后追悔莫及要好。所以，你一发现自己出现了早产的症状，就应该立即去医院就诊。

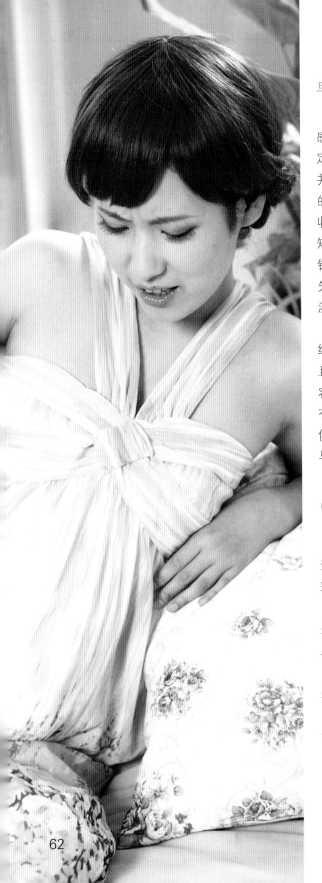

早产的发展过程

1. 先兆早产：怀孕中晚期时，敏感的孕妇可以感到子宫收缩，只是无固定间歇时间，持续时间不规则的宫缩，并不是真正将要临产的宫缩，而是子宫的生理表现，或称为假性宫缩。如子宫收缩间歇时间在10分钟以内，有逐渐缩短的趋势，收缩持续时间为20～30秒钟，并有逐渐延长的倾向，则可认为是先兆早产的表现。有时甚至伴有阴道分泌物排出、宫颈口扩张或胎膜早破。

2. 难免早产：除有规律性子宫收缩、间歇期渐短、持续时间渐长，且强度不断增加之外，伴有子宫颈容受≥75％及子宫颈扩张≥2厘米；或有进行性子宫颈容受及子宫颈扩张，且伴有阴道血性分泌物或胎膜已破，情况与足月妊娠临床相仿。

●羊水栓塞●

羊水栓塞发病迅猛，常来不及做检查患者已经死亡，因此要及早诊断，必须熟悉发病诱因和前驱症状。

1. 发病时期：90％以上的病例发生于分娩过程中，尤其是胎儿娩出的前后、滥用缩宫素、宫缩过强等。

2. 前驱症状：寒战、烦躁不安、恶心、呕吐、气急等。

3. 典型临床经过可分三个阶段：休克期、出血期、肾衰期。

●胎盘早剥●

妊娠20周后或分娩期，正常位置的胎盘在胎儿分娩出前，部分或全部从子宫壁剥离，称为胎盘早剥。胎盘早剥是妊娠晚期的一种严重并发症，具有起病急、进展快，若处理不及时，可危及母子生命。

轻度以外出血为主，胎盘剥离面通常不超过胎盘的1/3，多见于分娩期。主要症状为阴道流血，出血量一般较多，色暗红，可伴有轻度腹痛或腹痛不明显，贫血体征不显著。若发生于分娩期则产程进展较快。腹部检查：子宫软，宫缩有间歇，子宫大小与妊娠周数相符，胎位清楚，胎心率多正常，若出血量多则胎心率可有改变，压痛不明显或仅有轻度局部（胎盘早剥处）压痛。产后检查胎盘，可见胎盘母体面上有凝血块及压迹。有时症状与体征均不明显，只在产后检查胎盘时，胎盘母体面有凝血块及压迹，才发现胎盘早剥。

●羊水早破●

羊水是包在胎膜（由羊膜和绒毛膜组成）里的无色透明的液体，其中包含着白色小块的胎脂和胎毛。羊水在整个妊娠期间，可以使胎儿在母亲的子宫里活动自如，免受外力的挤压，缓解外力的碰撞，因此对胎儿有良好的保护作用。

临产时，随着子宫不断地收缩，子宫口开大处的胎膜承受不了较大压力而破裂，使羊水从阴道里流出，这种情况被称为破水。如果在子宫没有出现规律性收缩以及阴道见红的情况下就发生了羊水破裂，也就是说胎膜在临产前破裂了，这种情况被称为羊水早破，它是产科常见的一种并发症。

●前置胎盘●

胎盘的正常附着处在子宫体部的后壁、前壁或侧壁。如果胎盘附着于子宫下段或覆盖在子宫颈内口处，位置低于胎儿的先露部，称为前置胎盘。前置胎盘是妊娠晚期出血的主要原因之一，为妊娠期的严重并发症。多见于经产妇，尤其是多产妇。

第二节 难产

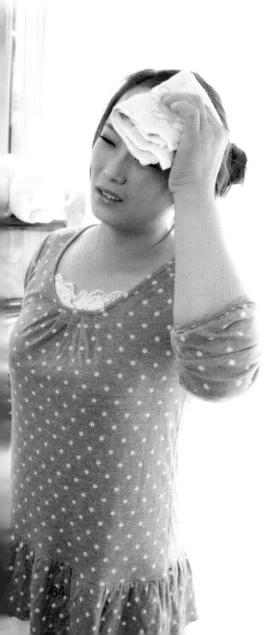

●难产的**预防**●

及早发现不良因素

　　难产的原因有时很明确，如比较明显的骨盆异常和胎位异常，在产前检查或临产时即可发现并得到及时处理。在怀孕过程中要在指定的医院进行定期产前检查。在整个妊娠期间，孕妇一般要进行8～10次产前检查。在这些产前检查中，医生会对胎儿在宫内的生长情况进行监控，因而，这对于孕妈妈和胎儿来说都很重要。通过产前检查，医生能够及时发现孕妇本身是否存在可能造成难产的因素，比如说初步估计产道是否适合分娩，或者是胎儿的大小及位置是否正常。一旦有发生异常的趋势，医生可以采取有效的措施进行纠正。

营养补充要适当

　　另外，孕妇在怀孕过程中要注意充分的营养，以保证胎儿健康生长。但要注意营养，并不是多吃，现代营养学认为营养过剩也是一种。因此，要摒弃一个错误的观念，那就是期间并不是吃得越多就越好，宝宝也不是长得越胖就越好。如果孕妇营养摄入过多，造成胎儿体重过重，那么在分娩时难产的危险性就会大大提高。

●难产的症状●

在计划分娩前，医生会对胎儿及孕妈妈的情况做一个综合评价，以初步判定是否适合进行阴道分娩。分娩是一个动态的过程，一旦进入产程，医生和助产士都会对整个过程进行严密的监护，这样可早期发现宫颈扩张停滞或胎头下降梗阻等难产先兆，必要时做检查、B超、胎心监护等。一旦有难产发生的可能，医生会及时进行检查，并找出发生难产的原因，给予相应有效的处理，把一些引起难产的因素消灭在萌芽之中。比如当产妇发生头盆不称的情况时，可在严密观察下静滴催产素以增强宫缩，加快产程进展。如发现异常或静滴催产素4～6小时后产程仍无进展，医生就会考虑剖宫产。

●异常胎位●

胎位异常一般指妊娠30周后，胎儿在子宫体内的位置不正，较常见于腹壁松弛的孕妇和经产妇。胎位异常包括臀位、横位、枕后位、颜面位等。以臀位多见，而横位危害母婴最严重。由于胎位异常将给分娩带来程度不同的困难和危险，故早期纠正胎位，对难产的预防有着重要的意义。

1. 妊娠28周后经腹部、阴道、B超检查证实为异常胎位。

2. 臀位诊断：腹部检查子宫呈纵椭圆形，子宫底部可触到圆而硬、按压有浮球感的胎头。耻骨联合上方可触到软、宽而不规则的胎臀；胎心音在脐上方左或右侧听得最清楚；B超检查胎头在肋缘下；耻骨联合上方为臀或为足。

3. 横位的诊断：子宫呈横椭圆形，胎头在母体腹部一侧触及，耻骨联合上方较空虚；胎心音在脐周两旁最清楚；B超检查胎头在母体腹部的一侧。

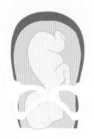 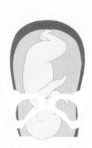 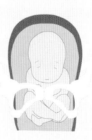 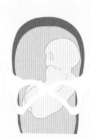

●高龄产妇小心难产 ●

孕前要进行身体检查

身体检查是夫妻双方都要进行的检查。特别是准备怀孕的女性，除了要进行心、肝、肾等常规检查，还要重点检查生殖系统。如果患有性病，要等待治疗痊愈后方可怀孕。

提前1个月口服叶酸

服用叶酸可以避免神经系统发育疾病。如果孕前没有及时吃叶酸，怀孕后要继续补充，直到怀孕12周为止。

进行唐氏筛查

怀孕16~20周时，要进行唐氏筛查。这项检查是提取孕妇的血液，检测血液中所含有的各种物质的量和浓度，依次来断定胎儿可能出现的一些病症。孕期保健要格外注意，要保证定期进行产前检查。

要做羊水穿刺

怀孕20周后要进行羊水穿刺。研究表明，孕妇年龄愈大，先天愚和畸形儿的发病率愈高。这是因为随着女性年龄增长，卵巢逐渐衰老退变，产生的卵子自然老化，发生染色体畸形的机会就会增多。这项检查可以直接获得染色体的数量，根据检查结果可以知道胎儿是否有异常。

多关注血糖、血压等指标

高龄产妇容易患妊娠并发心脏病、妊娠高血压综合征和妊娠期糖尿病等。由于孕妇体内的血容量比非孕期明显增加，心脏负担加重。原来就患有心脏病的孕妇很可能由于无法耐受而只得提前终止妊娠。

分娩前要重点做好准备

高龄孕妇剖宫产适应证较高，通常有90%的高龄产妇选择剖宫产。高龄孕妇的骨盆比较坚硬，韧带和软产道组织弹性较小，子宫收缩力相应减弱，容易导致产程延长，甚至难产、胎儿产伤和窒息。

第三节 脐带缠绕

什么是脐带缠绕

脐带缠绕是指脐带环绕胎儿身体，通常以绕颈最为常见，分娩时，看到脐绕颈一两圈的宝宝并不稀奇。另外，躯干及肢体的缠绕也有可能发生。发生脐带缠绕的胎儿，缠绕多为1~2圈，3圈以上较为少见。另有一种不完全绕颈者，称为脐带搭颈。

脐带缠绕的危险

脐带缠绕，其结果类似于"上吊"，对胎儿的影响与缠绕的周数及松紧度、脐带的长短、羊水量有关。同时还与是否临产有关。临产后，胎头往下分娩，会造成原先缠绕较松的脐带逐渐拉紧。

一般来说，被脐带缠绕一周或脐带搭颈的胎儿，因脐带缠绕及压迫程度较轻，是不会发生临床症状的，这种缠绕危险不大，产妇仍可经阴道将其顺利分娩。即使是脐带绕颈，由于胎头的活动性较小，只要脐带没有被勒紧，通常就不会危害胎儿健康。在怀孕期，如果发现有脐带缠绕现象，只要胎儿继续在活动，孕妇就不需要太担心。

然而，缠绕周数多及压迫程度重的胎儿，因脐带缠绕可导致相对性脐带过短，缠绕得紧，就会影响脐带血流，首先就会影响到胎儿氧和二氧化碳的代谢，使胎儿出现胎心减慢；严重者，可能出现胎儿缺氧，甚至胎儿死亡。

● 脐带缠绕的 **预防** ●

脐带缠绕是指脐带环绕胎儿身体，通常以绕颈最为常见，躯干及肢体的缠绕也有可能发生。当发现脐带缠绕时，如果胎儿没有其他异常，孕妇就不必惊慌，因为胎儿一直是在动的，所以才会有脐带绕颈，但是也有可能会通过胎动又绕开的胎儿脐带绕颈，孕妇要注意的就是尽量左侧睡、少坐车、多散步和呼吸新鲜空气，不要吃高糖、高热量的食物，做一些轻微的健康操。

预防脐带缠颈的方法
1 学会数胎动，胎动过多或过少时，应及时去医院检查
2 羊水过多或过少、胎位不正的孕妈妈要做好产前检查
3 通过胎心监测和超声检查等间接方法，判断脐带的情况
4 不要因惧怕脐带意外而要求剖宫产
5 要注意的就是减少震动，保持睡眠左侧位

脐带绕颈是一种很常见的症状，脐带本身有补偿性伸展，如果不是过紧对胎儿影响不大，怀孕后期随着胎儿的活动也可能会有所改善。可以做好B超、胎心监护等方面的检查。如果临产时脐带绕颈不紧，脐带有足够的长度，则不一定需要进行剖宫产，具体的情况就需要根据分娩时的情况综合分析。

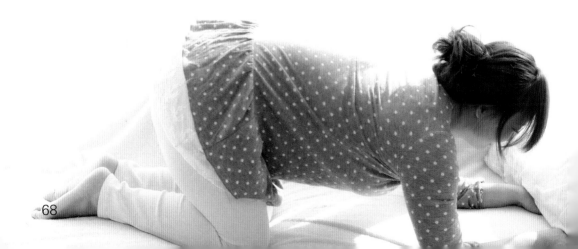

第四节 和宝宝面对面

母子的状态决定见面时间

宝宝出生以后，用最好的状态和宝宝面对面，这样能加深母子的感情。但是，在有些时候，产院需要对新生儿进行各种各样的检查，可能要在数小时之后才能进行初次哺乳，所谓的亲密接触也很少。

如果产妇和新生儿的身体状况不允许的情况下，就要在母子的情况都稳定了之后才能见面。

如剖宫产的情况下，妈妈也需要进行产后的处理，虽然也会有产后的拥抱，但是不会一直让母婴待在一起。如果产后妈妈不能马上和宝宝待在一起，在母子双方的状况都变好的情况下，还是可以进行亲切的拥抱作为弥补。

给宝宝最好的关爱

克服了剧烈的阵痛，终于和宝宝见面了，这是很激动人心的瞬间。第一次的拥抱，妈妈和宝宝的肌肤紧紧地贴在一起，多么温馨的场面啊！

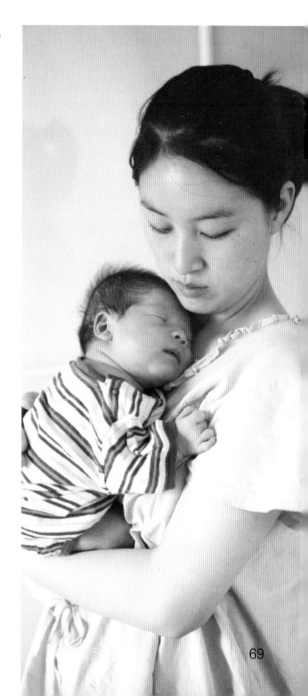

和宝宝的肌肤接触

刚刚出生的宝宝，因为突然来到了与之前完全不同的世界，非常的胆怯。由于新生儿的情绪很不安稳，所以在出生后不久进行肌肤的接触是很有必要的，这是给宝宝最好的关爱。而用毛巾和衣服隔着的作用就远远不如上述的方式。无论脐带是连着还是被剪断以后，都没有关系。当抱起宝宝的时候，进行着体温的传递，亲切地注视着宝宝的眼睛，仅仅这样，也能够传递妈妈的爱。让宝宝吮吸乳头，初乳即便不是出得很多也没有关系。要让宝宝嗅到妈妈的体味，用舌头舔食乳头，让他记住妈妈乳汁的味道。

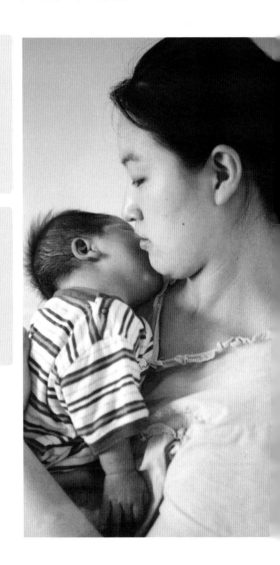

30分钟之内能够自然的哺乳

新生儿吮吸妈妈的乳头，有利于记住妈妈的气味，而对于妈妈而言，也能促进母乳的分泌，使得产后不久就可以进行母乳喂养变得更容易。

擦去新生儿身上的水滴

新生儿的身上如果有水分，在水分蒸发的时候，会导致体温下降。因此要将身上水滴擦干后再抱入怀中。

用妈妈的体温维持宝宝的体温

分娩刚刚完成的妈妈，身体会散发热量。肌肤的接触可以防止宝宝的体温下降。

第五节 新生儿体检

● 新生儿的第一声啼哭 ●

新生儿的第一声啼哭很重要，这说明他小小的肺部已经开始工作了。产科医生会用器械吸新生儿的嘴巴和鼻腔，以清除残留在里面的黏液和羊水，从而确保鼻孔完全打开畅通地呼吸。接着，护士用毯子把新生儿抱起来放在你身上，让你们亲近一会儿，如果你是剖宫产，护士会把新生儿抱起来给你看。然后，他们会把新生儿交给你丈夫。如果新生儿早产或是出现呼吸困难，就会立刻被送入新生儿特护病房，接受检查。如果新生儿体重超过5千克则要验血，因为过重的新生儿在出生后的几小时内有可能出现低血糖症。

● 新生儿身体测试和检查 ●

新生儿在出生后1~5分钟内需要接受人生中第一次测试评分，这被称为阿普加评分。主要是医生经过对新生儿总体情况的测定后，打出分数。这次测试包括对新生儿的肤色、心率、反射应激性、肌肉张力及呼吸力、对刺激的反应等项进行测试，以此来检查新生儿是否适应了生活环境从子宫到外部世界的转变。这个评分并不能预言新生儿长大后是否会健康，或者有多聪明，只是可以提示医务人员新生儿对子宫外面的新世界适应得如何，是否需要医生的帮助等。

然后，护士会给新生儿称体重、量身长，护士会用听诊器检查新生儿的心脏和肺部，给他测体温，并检查他是否有异常症状，如脊柱裂等。护士还会再次测量新生儿的身长、体重和头围，然后给他洗个温水澡。

● 认识新生儿的**先天反射** ●

所有健康新生儿都具有一些本能的反射活动，它帮助新生儿度过离开母亲子宫的最初几个星期。在新生儿生理和智力水平逐渐发育成熟，能够进行更自觉的、有意识的活动后，这种先天反射就会消失。

保护眼睛和维持呼吸是两种最容易引出的反射活动：如果你触摸他的眼睑，他就会闭上眼睛；如果你用大拇指和示指轻轻夹住他的鼻子，他就会用双手做出挣扎的状态。

儿科医生也会测试新生儿的反射反应，它可以总体反映新生儿的机体是否健全，他的神经系统是否正常。正常新生儿的代表性反射运动有以下几种：

觅食、吮吸和吞咽反射

当你用乳头或奶嘴轻触新生儿的脸颊时，他就会自动把头转向被触的一侧，并张嘴寻找。这种动作就是觅食反射。

每个新生儿出生时都具有吮吸反射，这是最基本的反射行为，这种反射使新生儿能够进食。将奶嘴放进新生儿口中，他就开始吸吮。吸吮运动极其强烈，甚至在乳头的吸吮刺激移开之后仍会继续很长时间。吸吮的同时，新生儿天生会吞咽，这也是一种反射。吞咽行为可以帮助新生儿清理呼吸道。

握持反射

医生都会检查新生儿的握持反射。测试方式是把手指放在新生儿的手心，看看他的手指会不会自动握住医生的手指。很多新生儿的反应都很强烈，紧紧攥住别人的手指。

这种反射一般在3～5个月消失。当你轻触他的脚底时，你会发现他的脚趾也蜷起来，好像要抓住什么东西似地，这样的反射将持续一年。

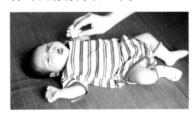

紧抱反射

也被称为"惊吓"反射或"莫罗氏反射"。

将新生儿的衣服脱去，儿科医生会用一只手托起新生儿，另一只手托起他头的枕部，然后突然使新生儿的头及颈部稍向后倾，正常的新生儿会四肢外展、伸直，手指张开，好像在试图寻找可以附着的东西。

然后新生儿会缓缓地收回双臂，握紧拳头，膝盖蜷曲缩向小腹。新生儿身体的两侧应当同时做出同样的反应。如果新生儿突然听到巨大的声响，也会有这种反射。

紧抱反射消失的时间是在新生儿两个月的时候。

行走反射

用双手托在新生儿腋下竖直抱起，使他的脚触及结实的表面，他会移动他的双腿做出走路或跨步的动作。如果他的双腿轻触到硬物，他就会自动抬起一只脚做出向前跨步的运动。这种反射会在1个月消失，与新生儿学走路没有关系。

爬行反射

当新生儿趴着的时候，会很自然地做出爬行姿势，撅起屁股，膝盖蜷在小腹下。这是因为他的双腿就像在子宫里面一样仍然朝向他的躯体蜷曲。当踢他的双腿时，他或许能够以不明确的爬行姿势慢慢挪动，实际上只是在小床上做轻微的向上移动。一旦他的双腿不再屈曲且能躺平，这种反射即行消失，通常为两个的月时间。

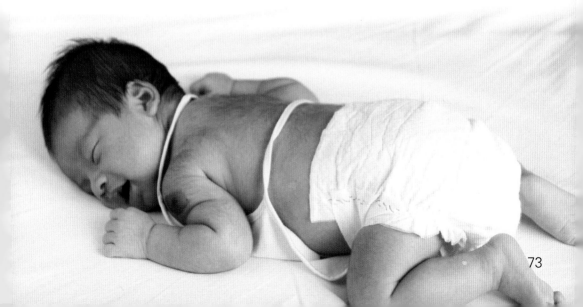

● 新生儿的**第一次排便** ●

在出生10～12个小时后新生儿就开始了人生的第一次排便，即胎便。新生儿的胎便呈墨绿色、黏稠的糊状，会有很多次。如果出生后24小时仍未排便或排出的胎便呈咖啡色或柏油样，那就要请医生检查患儿是否患有先天性肛门闭锁等疾病。此后，由母乳喂养的新生儿一般在24小时以内排尿。有的新生儿是在48小时以后才会排尿，这都是健康的。看到新生儿尿出红砖色的尿时，不必担心，因为这是由尿酸盐引起的。

● 检查新生儿的各项指标**是否正常** ●

在新生儿出生后24小时之内，医生会对新生儿身体进行检查。医生会把对新生儿的各种测量结果与你怀孕头几周内测得的数据进行比较，验证它们是否吻合。接下来，医生会听新生儿的胸腔，检测心杂音；听听新生儿的肚子，检查肠功能是否正常；看看新生儿的脑袋上有没有鼓包（大多数情况下，鼓包是没有伤害的）。医生还要检查新生儿的眼睛和生殖器。医生还会检查诸如腭裂、锁骨骨折（这种情况在产道分娩过程中可能会出现的，通常能够自行恢复）、胎记、髋部脱臼等情况。然后，在征得你的同意之后，护士会给新生儿打第一次防疫针，也就是乙肝疫苗。

经过这一系列检查之后，新生儿总算可以休息了。各家医院检查的项目会有所不同，所以在分娩之前最好先问清楚要进行哪些特殊项目的检查。如果家族有某些病史，如代谢功能紊乱等，你可以事先和医生沟通，在新生儿出生之后进行有针对性的特殊检查。

头部

新生儿头部一般都相对较大，由于受产道挤压可能会有些变形，好像不那么顺眼。他的头部一般呈椭圆形，像肿起来一样。

这是由于胎儿在产道里受到压迫引起的。头胎或年龄大的母亲所生的新生儿，头部呈现椭圆形更为明显。由于以后他能自然地长好，所以不必特别担心。

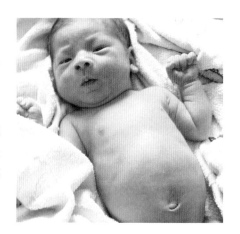

体重、四肢

正常新生儿的体重一般在2.5～4千克之间，身长在46～52厘米，头围34厘米，胸围比头围略小1～2厘米。

囟门

胎儿一般在这个时期以不睡枕头为好。抚摩胎儿头顶时，会发现头顶上有一块没有骨头、软乎乎的地方，这就是胎儿的囟门。囟门是头骨在通过产道时为了能变形而留下的空隙。这是因人而异的。头顶囟门呈菱形，大小约2厘米×2厘米，可以看到皮下软组织明显地跳动，是头骨尚未完全封闭形成的，要防止孩子的囟门被碰撞到，可以用手轻轻地抚摩。

眼睛

每个孩子都是按照自己的节奏，睁开眼睛看世界的，有的孩子雄心勃勃、非常急迫，有的孩子则需要一些时间来适应。很多人都注意到，孩子刚来到这个世界的时候，通常会只睁开一只眼睛"扫视"周围，你千万别感到奇怪，这是孩子最独特的方式。有些新生儿的一只或两只眼睛的眼白部位会有血点，面部会有些肿胀，这些很可能是分娩时由产道挤压造成的，几天后就会慢慢消退。一般来说，剖宫产的孩子就不会出现这些现象。

小脸

孩子的小脸看上去有些肿，眼皮厚厚的，鼻梁扁扁的，每个孩子都好像是一样的。当天出生的胎儿眼睑发肿的较多，且有眼部分泌物，这是助产士为了预防风眼（淋菌性结膜炎），使用了硝酸银水点眼而引起的反应。如果用抗生素点眼，眼部分泌物就不会太多。

体温、呼吸

孩子出生后8小时内的体温为36.8℃～37.2℃。这时的孩子哭声不算大，呼吸每分钟40～50次。男孩的阴囊看起来也好像有些肿，但这种现象自然会消退。女孩的小阴唇比大阴唇要大，好像有些突出来似的，这也会自然长好。

在寒冷季节出生的胎儿，手和脚尖发紫是常见的，但这并不是因为心脏不好。臀部长有青痣，长大以后会自然消失。脖子、眼睑和鼻尖上，可以看到排列不规则的米粒至豆粒大小的痣，经过1年也会自然消失。即使天热，胎儿也不会出汗和流口水，这是因为胎儿的内分泌腺还不发达。眼睛虽然看不见东西，但能听见大人的声音，如用力关窗户时胎儿就有反应。

胎儿出生时体温与母体相同，然后下降1℃～2℃，8小时后保持在35.8℃～36.2℃。呼吸每分钟为34～35次，脉搏每分钟为120～130次。

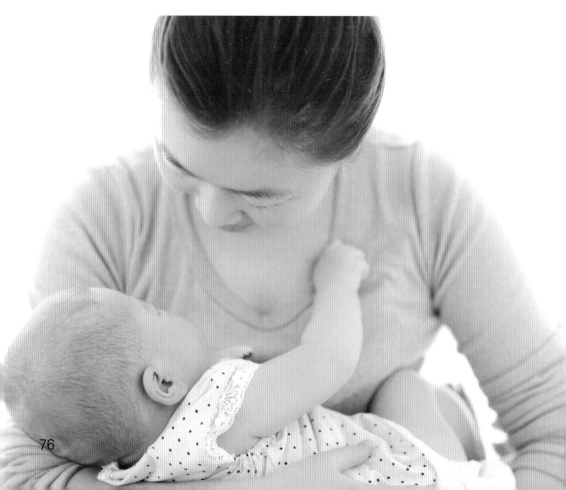

第四章
分娩后新妈妈的调养

第一节 建立科学的月子观

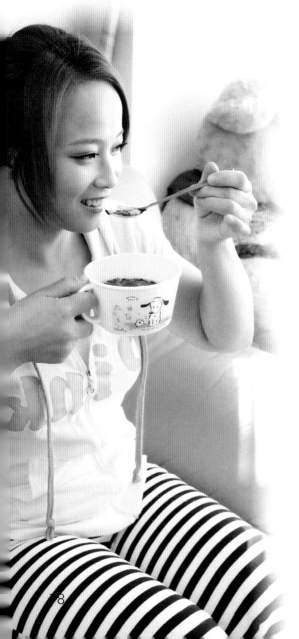

●产后为什么要坐月子●

当你的孩子呱呱坠地、发出第一声啼哭的时候，你的身份才真正变成了妈妈，也就是从这时候开始，你进入了人生的一个重要阶段——月子期。这期间，不仅要哺育好可爱的孩子，还要调养好自己的身体。女人一生中有三个特别的时期，少女时的初次月经来潮时、刚做母亲的月子时以及年近半百时的更年期，如果善加利用，可以把体形和体质调养成你想要的样子。可见，坐月子是每一位妈妈的必修课，也是你人生健康的新起点。

所以说，月子期过得如何，关系到两代人的身体健康和生命质量。

●如何正确坐月子●

从胎儿被分娩出到新妈妈身体的各个器官（除了乳腺之外）恢复到分娩前的状态的一段时期，被人们称为"产褥期"。正常情况需要6周的时间，在这6周当中，生殖器官和乳房有很大的变化，正像上面所提到的，全身的各个部位（内脏、神经、肌肉、骨骼等）都有很明显的改变，所以坐月子时期的保健非常重要。

坐月子是女性健康的一个重要转折点，可以说，如果将坐月子作为调养身体的最好时机，就可以彻底地去除身体的一切坏毛病，使身体更加健康，让女性朋友们更加美丽、富有魅力。但是，如果在坐月子中使用错误的方法调养身体，会加快女性身心的老化速度，体形走样、骨质疏松、身体钙质大量地流失，更令人不敢想象的是更年期会提前到来。

●东西方坐月子的差别●

在英国、美国很多接待女性分娩的医院，在产妇生产之后的3个小时，护士就会抱着婴儿来让妈妈哺乳。同时，依照每个妈妈不同的饮食习惯，护士也会送来冰块、冰激凌、果汁等饮品，而中国产妇却只能喝小米粥和红糖水。

如果是顺产，欧美产妇会在24小时离开医院，如果是剖宫产会稍微延迟一些时候回家。而一回到家中，她们走亲访友，不需要特别的护理。而在我国，有的家庭是请妈妈或者是婆婆照顾，有的家庭是请保姆或者是去"月子中心"。

不管东方人还是西方人，女性怀孕期身体的调节和变化是相同的，分娩后都必须休养。只不过，西方人平日饮食注重高蛋白、高脂肪的肉类，平时运动多，身体强壮。但是实际上，科学成果已经显示，很多西方女性步入中年之后，各种妇科疾病的患病概率明显比我国女性多得多，尤其是乳腺癌的比例。所有这些都证明了，女人产后恢复期的调解与保养虽然在大多数人的意识上没有更年期来得多，但是它的重要性却已经很明显了，坐月子的确可以波及一个女人后半生的身心健康与寿命的长短。要想成就健康的身体，成就美满的家庭，成就高质量的人生，月子期在每个女人的生命中都是非常重要的环节。

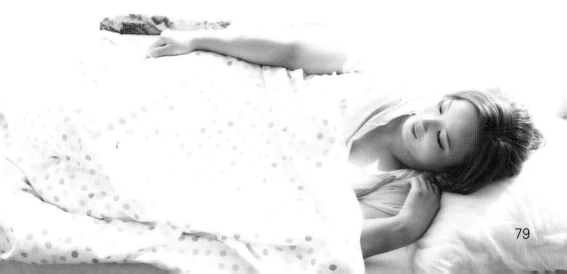

●传统中的不良观念及危害●

我国传统上认为新妈妈坐月子有很多讲究，比如有不洗发、不洗澡、不碰冷水、禁止性生活、不可吹风等禁忌。这些禁忌中有些是没有必要的，如不洗发；有些甚至会对新妈妈的健康造成危害，如不洗澡更容易引起细菌感染。其实这些禁忌有很多的不科学因素，反而会对新妈妈的身体带来危害，这些是非常值得我们注意的。

●采用哪种坐月子方式好●

由家人照顾

这是中国最传统的坐月子方式，面对刚出世的孩子，初为父母的夫妻俩难免会手足无措，不知道该如何照顾好婴儿以及如何恢复产后的身体，这时家里有经验的老人非常的重要。因此，由妈妈或婆婆照顾月子，是大部分新妈妈的选择。

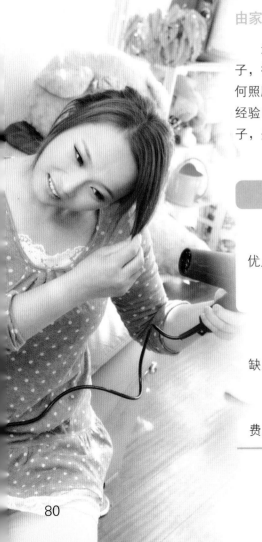

由家人照顾月子的优劣	
优点	由家人照顾坐月子是最好的，其中最佳拍档是夫妻俩加上丈母娘。产妇在经历分娩后整个内分泌处于一个大调整的阶段，这时保持心情愉快对于产妇身体恢复和婴儿健康成长都非常重要
缺点	有些老人的思想非常传统，总认为坐月子有很多禁忌，因此伺候月子的方法不太科学。而长辈对禁忌的坚持，加上对于带孩子的观念不同，往往会在两代人之间造成矛盾和摩擦
费用	除了日常开支，基本上不需要什么费用

请月嫂照顾

现在，越来越多的年轻父母选择花钱请个月嫂来照顾月子里的产妇。对新妈妈来说，月嫂可以为自己和宝宝提供24小时专业的月子护理，解决了新妈妈的后顾之忧，让宝宝在月子里健康成长，而且养成良好的生活习惯，产妇也得到了充分的休息和心灵沟通，避免出现产后抑郁症。

请月嫂照顾月子的优劣	
优点	相比于家人照顾，月嫂的服务更专业。年轻的父母身边有一个专业人员为你提供指导，并分担护理工作，不仅可以帮助父母更快进入角色，而且对产妇身体恢复和婴儿健康成长都很有帮助
缺点	价格有点贵
费用	月嫂费用从4000多元到8000元不等，一般以28天为单位收费，级别越高收费越高

去月子中心

一些白领在医院分娩后，选择直接住进月子中心，让月子中心的医护人员来打理。

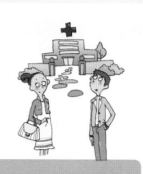

去月子中心的优劣	
优点	在月子中心，产妇有更多时间练习体形恢复体操，而且在饮食、生理、精神等各方面都能得到专业的护理，能够在最短的时间里恢复最佳状态，及时投入工作
缺点	在月子中心，很多产妇会完全把婴儿交给护士照顾，这样容易忽略自己和孩子的情感交流
费用	一个月的费用平均在20000～30000元，有些VIP病房的收费更在30000元以上，价格比较昂贵

第二节 产后的身体恢复

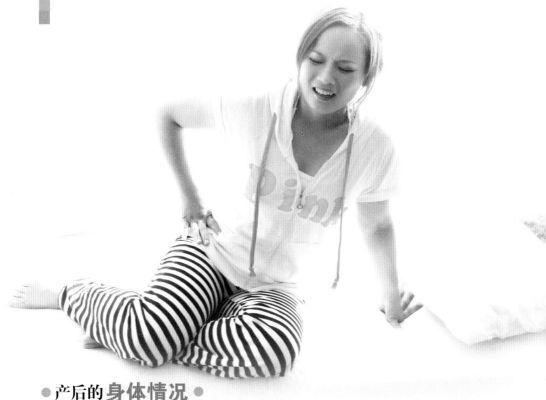

●产后的身体情况●

身体体温	体温略升：产后24小时内，体温略有上升，但一般不超过38℃
产后疲劳	疲劳：由于分娩劳累，产妇十分疲乏，在产后不久就需要睡觉
呼吸	呼吸深而慢：每分钟仅14~16次，产后腹压降低、膈肌下降，由妊娠期的胸式呼吸变为胸腹式呼吸，使呼吸深而慢
宫缩	产后宫缩痛：产后3天内因为子宫收缩而引起下腹部阵发性疼痛，在产后1~2天出现，持续2~3天后自然消失，多见于经产妇
尿多	妊娠后期体内潴留的水分经肾脏排泄。产后儿大，特别是24小时内尿多。由于活动少、进食少，肠蠕动弱，而且汗多、尿多，故常发生便秘

● 便秘 ●

1. 由于产褥期胃肠功能减弱，肠蠕动慢，肠内容物在肠内停留时间长，使水分吸收造成大便干结。

2. 经过妊娠腹部过度膨胀，使腹部肌肉和盆底组织松弛，排便力量减弱。

3. 产后人体虚弱，排便力量减弱，所以产后经常有便秘现象。

4. 饮食结构不合理，蔬菜、水果吃得少。

1. 注意饮食结构，要多吃含纤维的食物，如蔬菜、水果。

2. 加强产后锻炼，不要产后1个月不下床，这样使新陈代谢减慢，也容易引起便秘。要适当活动，坚持做产后保健操，养成定时大便的好习惯。

3. 大便已秘结，无法排出体外时，可使用开塞露，待大便软化后就可以排出。

4. 如果连续出现便秘可以服用缓泻剂。

● 产后腹痛 ●

产后腹痛的发生，与产后子宫复旧、产妇身体功能状态失常密切相关。妊娠期，子宫蓄藏精血、阴液以养胎儿，并适应胎儿渐长而逐步膨大。到了足月时，瓜熟蒂落，胎儿、胎水、胎衣娩出，子宫开始恢复，并逐步收缩，排出残余的血浊液，排出时为用中医说法为"泻"，泻尽后转"藏"，在长时间藏的过程中，膨大的子宫必须通过较长时间的泻，才能达到缩复如旧，所以泻与藏之间亦维持相对平衡性，在分娩后较长时间泻的过程，极易出现不通与失养的状态，因而会出现腹痛的症状。

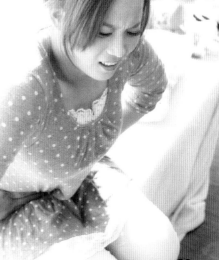

● 有的产妇腋下有肿块 ●

有相当多的产妇在分娩后2~3天内，突然发现腋下长了肿块，疼痛难忍，对这种现象不要害怕，它不是正常的乳房组织，而是先天发育不良的乳房组织也称为副乳腺。由于平时没有乳汁分泌，所以一般人对它没有感觉，产后由于乳汁大量分泌，腋下的副乳由于乳汁瘀积产生了胀痛感觉，才引起注意，发现腋下有肿块，这种肿块不需要求医治疗，实在胀痛难受时，可服止痛片或局部热敷，疼痛就会消失，肿块也会逐渐消退。

● 分娩后的产妇腹部有硬块 ●

这种硬块是子宫。因为子宫在孕期变化很大，由孕前50克左右增加到妊娠足月时1 000克左右，宫腔也由原来的只能容纳12~20克，增大至可容纳3 000克的胎儿、1 000~1 500克重的羊水和500克左右重的胎盘。孩子和胎盘娩出后，子宫体积很快缩小到原来大小，而且子宫收缩越好，就会变得越硬。这样，在松软的腹壁外就能明显地摸到。因此，产妇也可以在产后最初几小时内，经常按摩子宫，刺激它收缩，摸到宫体越硬越好。

● 产后恶露 ●

恶露是胎盘的内膜组织，属于产后正常的现象，持续4~6周。因时间的不同，恶露的量和成分也会改变，医护人员往往要观察恶露的性质、气味、量及持续时间。

若量多或恶露持续时间长，而且为脓性、有臭味，就是子宫腔内受到感染；如果伴有大量出血，子宫大而软，则显示子宫可能恢复不良。此外，恶露量也会因用力或是服用大量的生化汤，造成大出血。如果孕妇有恶露量太多、血块太大或流血不止等症状，就必须请教医护人员，以免发生危险。

● 产后多汗 ●

产后几天内，由于产妇皮肤排泄功能旺盛，排出大量汗液，尤其在夜间睡眠和初醒时更明显，这不属于病态，在产后1周内会自行好转。

● 产后高血压或低血压 ●

导致产后高血压的4个原因	
原发性高血压	准妈妈本身就有易患高血压的因素，妊娠诱发了妊高征，准妈妈分娩后就出现了原发性高血压
肾性高血压	如果准妈妈原来患有肾脏疾病，如肾炎或慢性肾盂肾炎。妊娠前未曾发现患有该病，或因病情轻未引起注意，妊娠后被激发出妊高征。对于这部分产妇来说，尽管妊娠终止了，但原有肾性高血压加重了，因此产后的高血压也不能降至正常
产期应用升压药物	妊高征的准妈妈如果在分娩时大出血，血压下降，医生使用了升压药物，使血管对这种药物及其他因素敏感性增加，就易导致产后高血压
神经系统激发性高血压	产后精神紧张、孩子哭闹、劳累、睡眠不足或家庭纠纷、月子期间精神不愉快等因素都容易诱发产后高血压

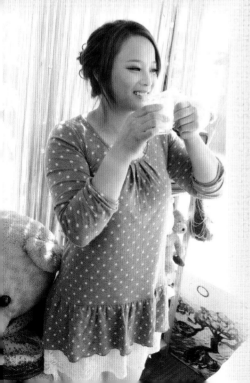

产后高血压怎么办

如果准妈妈是上述第四种原因引发的产后高血压，多吃些蘑菇、木耳、银耳、西蓝花、韭菜、海鱼、核桃、海藻类等。经过生活的调整和医生的治疗，是能够较快地恢复到正常的。如果是其他原因引起的产后高血压，则要入院进行仔细诊疗。产后高血压的危害比较大，如果长期耽搁，就可能引发心、脑、肾等多器官的损害。

产后血压低怎么办

产后低血压的防治	
日常生活预防	锻炼身体，增强体质；早上起床时，应缓慢地改变体位，防止血压突然下降；晚上睡觉将头部垫高，可减轻低血压症状；经常淋浴以加速血液循环，或以冷水、温水交替洗足
药物治疗	当日常治疗无效时，就必须给予药物治疗，缓解症状，减少严重并发症的危险
饮食治疗	加强营养，多食易消化蛋白色食物，如鸡、蛋、鱼、乳酪、牛奶等，多喝汤，多饮水，增加盐分摄入

●新妈妈身体的恢复时间表●

子宫什么时候可以恢复到原来的状态？伤口什么时候愈合？月经什么时候会再来？还有，什么时候才能穿上以前那条心爱的牛仔裤……

在孕育宝宝的十个月以及分娩过程中，孕妇的身体发生了巨大的变化。分娩过后，它将会怎样一步步恢复呢？下面就针对不同的方面，一一列出新妈妈产后身体恢复的时间表。

皮肤色素沉着

妊娠期是女性的一个特殊生理时期，此时女性的内分泌功能将发生一系列的改变，并波及皮肤组织，如黑色素细胞会因受到雌激素刺激而增加，而孕激素也具有促使色素沉着的作用，因此妊娠后女性乳晕、腋窝、腹部、会阴、肛门、大腿内侧等部位皮肤色素明显加深，并在颧、鼻、额、口周出现黄褐色或咖啡色斑点，或相互融合形成蝴蝶样，称为黄褐斑或蝴蝶斑。这类色斑一般于分娩后6个月左右，随着体内激素水平的逐步恢复会逐渐变淡，甚至完全消退。因此，只要好好保护自己的皮肤，在皮肤暴露部位适当涂抹防晒护肤品，以减轻紫外线的照射引起的损伤，多吃一些维生素C片或维生素C含量较丰富的食品，就可以达到抑制黑色素合成的作用。

子宫

分娩以后，随着胎盘的娩出，子宫也在缩小。但是，它还是需要大约6周的时间，才能完全收缩至最初的大小与重量。这个收缩的过程称为复旧。如果发现凝块很大，持续性地流失或极端地流失，或产生恶臭，则必须把这种情况告诉助产护士或医生。这意味着子宫内部受到了感染，应该接受治疗。

子宫恢复的时间	
宫体变化	产后第3周除胎盘附着部位以外的子宫内膜基本修复，胎盘附着部位的内膜修复约需至产后6周。子宫肌层的血管由于肌层收缩而被压缩变细，最终闭塞形成血栓后被机体吸收
宫颈变化	胎儿娩出后，宫颈表现为松软、充血、水肿、子宫壁很薄以致皱起如袖口，呈空腔状。产后2～3日宫口可容两指，产后1周后，充血、水肿消失，宫口关闭，宫颈管复原，产后4周左右宫颈恢复至孕前形态
子宫内膜重建	子宫内膜的重建很快，产后2～3天内，残留的蜕膜开始分化成两层，表层会坏死，随恶露排出。底蜕膜则为重建子宫内膜的来源，7～10天后就可以恢复接近未怀孕时的状态。除了胎盘所在处以外，完全的重建需要2～3周
子宫下段变化	产后几周内，被动扩张、拉长的子宫下段开始缩复，恢复至非孕时的子宫部位。

乳房

由于分娩后雌激素、孕激素水平急剧下降，抑制了催乳激素抑制因子的释放，在催乳激素的作用下，约经24小时，乳房腺细胞开始分泌乳汁。此时便可给婴儿正常哺乳。

有的产妇在产后第二天才分泌出量少色黄混浊的初乳，同时乳房逐渐膨大，初乳增多。妈妈的乳汁来源于脏腑气血，气血旺盛则乳汁充足，气血虚弱则乳汁量少或无乳。因此，产后新妈妈应加强营养调理，多食富有营养的食物以便生气血，促进乳汁的分泌。

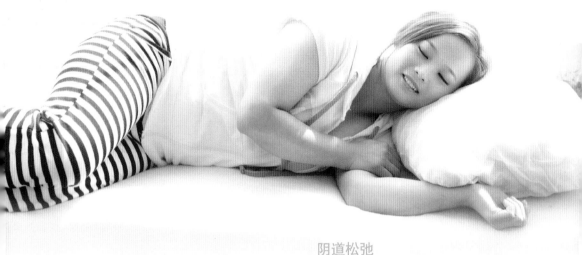

伤口

会阴部皮内神经密布，非常敏感。因此，如有伤口，必然伴有疼痛。倘若会阴伤口的缝线因局部组织肿胀而嵌入皮下，则疼痛更加令人不安。要是会阴伤口疼痛剧烈，且局部红肿、触痛及皮温升高，是伤口感染征象。此时，必须应用抗生素控制感染，局部红外线照射可消炎退肿，减轻疼痛，促进伤口愈合。

月经

产后月经的来潮与产后是否哺乳、哺乳时间的长短、产妇的年龄及卵巢功能的恢复能力有一定的关系。一般来说，不哺乳者，产妇通常在产后6～10周月经复潮，平均在产后10周左右恢复排卵。哺乳的新妈妈月经复潮延迟，有的在产褥期月经一直不来潮，平均在产后4～6个月恢复排卵，产后较晚恢复月经者，首次月经来潮前多有排卵，因此要做好避孕。

阴道松弛

分娩时，因为胎儿通过而被撑开的阴道壁，肿胀并出现许多细小的伤口，分娩后1～2天排尿时，会感到刺痛，1周后恢复。扩大了的阴道产后1天就能缩紧。其次，分娩时，为使胎儿的头部容易娩出，施行会阴侧切等手术，这些伤口，分娩后立即缝合。有时伤口会在头1～2天痉挛，但不必担心。缝合的伤口，在4～5天内拆线。此外骨盆底部的肌肉紧张，也会在4～8周得到恢复。

分娩后，阴道扩大，阴道壁肌肉松弛，张力降低。阴道黏膜皱襞因为分娩时过度伸张而消失。产褥期内，阴道肌肉张力逐渐恢复，但不能完全达到孕前水平。黏膜皱襞在产后3周左右开始重新出现。

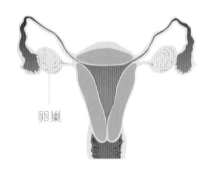

卵巢

第五章
轻松科学坐月子

第一节 月子里轻松起居

● 新妈妈身体出现的变化 ●

宝宝出生之后，妈妈身体的各个器官也有了一定的变化，同时会出现一些临床疾病，比如疲劳、出汗增多、阴道排出大量的分泌物，同时伴有便秘、排泄异常等。此时，新妈妈要接受自己产后身体的变化。

产后恶露

子宫组织破裂脱落时排出的分泌物被称为恶露，和日常生活中的月经非常相似，这种现象会在产后持续2～4周。因为在产后的一段时间内很容易引起感染，所以一定要留意自己身体出现的各种变化。如果出血量较大，停止后又出血，恶露气味不好、身体发热，这些很可能是阴道感染的迹象，所以要及时向医生、护士或有过分娩经验的人询问。

第一天	第七天	第十二天	三周后	五周后
鲜红色	暗红色	黄色	白色	透明
很多	产后专用卫生巾	生理期卫生巾	生理期卫生巾	若还继续，用普通卫生巾即可

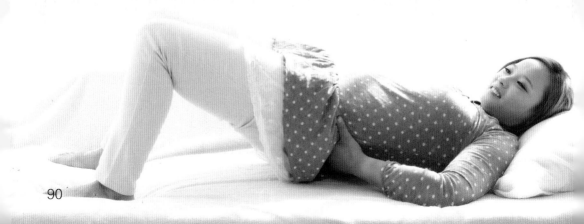

腰腿痛

许多新妈妈在分娩后或多或少地都会感到腰腿酸痛。这是由于分娩的时候，妈妈多采用仰卧位，大部分时间都是躺在产床上，并且不能自由活动，伴随分娩时消耗掉大量的体能和热量，腰部和腿部的酸痛感会加剧。所以新妈妈在产后感到腰腿酸痛一般属于生理性的变化。

子宫变化

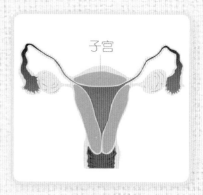

子宫在产后4～6周时恢复到原有的状态。此过程中会出现不规则的收缩和松弛，妈妈会感觉到产后痛。产后扩张的子宫颈部慢慢恢复正常，1～2周后闭合。产后2～3天子宫颈部开始生长黏膜，大约1周的时间，黏膜完全再生。子宫功能开始恢复正常。

乳房变化

产后2～3天，妈妈的乳房在雌激素、孕激素、催乳素的刺激下，乳腺导管和乳腺腺泡会进一步发育，双侧乳房会充血而开始发胀、膨大，有胀痛感及触痛。分娩后，由于内分泌激素发生变化，垂体可分泌垂体催乳素，当宝宝吸吮乳头时，可经神经纤维将这种刺激传入中枢神经系统，使垂体催乳素分泌增加，从而使乳汁分泌增多，同时也可刺激垂体后叶释放催产素，使乳腺腺泡周围肌上皮细胞收缩将乳汁排出。初产新妈妈乳房胀痛明显。此时乳母应得到充分的休息和睡眠，避免精神刺激和乳房感染，才有利于乳房分泌乳量的逐渐增多。

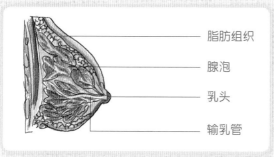

脂肪组织

腺泡

乳头

输乳管

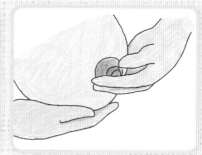

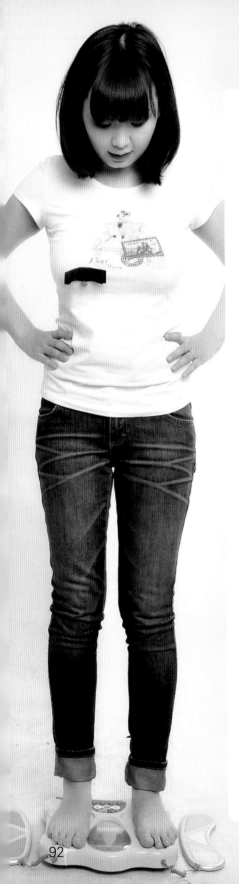

内分泌变化

随着宝宝的娩出，新妈妈身体内分泌的雌激素和孕激素水平下降，阴道皱襞减少。同时，各种腺体的功能，比如外阴腺体的分泌功能和抵抗力也开始减弱。内分泌疾病不仅会表现在女性面部长黄褐斑、乳房肿块和子宫肌瘤，还可能引起免疫系统疾病、骨质疏松症、高脂血症等病症。治疗时应着重从调理气血、化瘀散结等方面着手。多吃新鲜蔬菜及高蛋白、低脂肪的食物；还应保持每天都吃一定量的水果，以补充体内水分和营养的代谢。

阴道松弛

产后阴道松弛有很多原因，如分娩过程中引产造成的阴道损伤，多次分娩，产后缺乏运动，产褥期盲目减肥，不注意营养或者过于劳累进而导致盆腔肌肉群恢复不良等。阴道本身有一定的修复功能，产后出现的扩张现象3个月后即可恢复。但经过挤压撕裂，阴道中的肌肉受到损伤，其恢复需要更长的时间。另外，产后需要及时通过一些锻炼来加强弹性的恢复，促进阴道紧实。

尿失禁

尿失禁是产后新妈妈的常见问题。导致尿失禁的原因首先是女性尿道相对比较短，其次是分娩时胎儿通过产道，使得膀胱、子宫等组织的肌膜受伤、弹性受损、尿道松弛而失去应有的控制功能。为了避免出现尿失禁的现象，新妈妈应避免过早劳动，注意预防便秘，还要有意识地经常做提肛运动，慢慢恢复盆底肌肉的收缩力，一段时间后尿失禁便会自行缓解并消失。如果情况仍未好转，要及时去医院就诊。

其实，女性在产后，除了感到异常疲乏，还常有多汗现象，这完全是一种生理现象，和女性特有的新陈代谢活动有密切关系，并非"虚"。

众所周知，女性怀孕之后，为了满足胎儿生长及发育的需求，母体的循环血量较怀孕前增加了1/3左右。同时，激素水平的升高、物质及能量代谢的增快，使大量的水分和钠盐滞留下来，以适应妊娠后的母体状态。但是，分娩之后，如同一个包袱落地，新妈妈的负担大为减轻。因而代谢水平和内分泌活动显著降低，肌体不再需要过多的循环血量，潴留的钠盐和水分就成多余的了，必须及时排出体外，这样才能减轻心脏的负担，有利于机体全面恢复。

序号	人体排泄水和盐分主要通过3个途径
1	经肾脏的过滤作用，形成尿液排出体外
2	经肺的呼吸活动，从呼出的气体中以水蒸气的形式带走一部分
3	通过汗腺由皮肤表面，以汗液的方式排出

因此，在产褥期，新妈妈不仅尿多，而且管理汗腺的交感神经兴奋占优势，汗腺的分泌活动也增加，从而使新妈妈在产后出汗较多。由此可见，产后多汗是机体在产后进行自我调整的表现，所以不需要任何特殊治疗，只是新妈妈应注意避免出汗后伤风受凉。

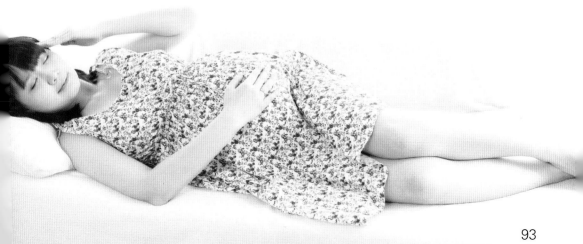

● 产后休息很重要 ●

分娩消耗了大量的体能，很多新妈妈在分娩后身体一点知觉都没有了，感觉非常辛苦、非常累，顺产的妈妈生完宝宝后尤其会觉得筋疲力尽，除了自己的宝宝，对任何事情都没有兴趣。如果是这样，不要勉强自己做其他事情，尽可能地多休息。

分娩之后刚刚看到自己期待已久的宝宝，不少新妈妈都会十分兴奋，感到非常满足，紧接着由于分娩的疲倦，会不知不觉地睡意袭来。这时，新妈妈可以闭目养神或打个盹儿，不要睡着了，因为要给宝宝第一次喂奶，医护人员还要做产后处理，顺产的妈妈还要吃点东西。分娩后有好多事情都等着新妈妈去处理，所以要抓紧时间好好休息一下，以便有更多的精力去照顾宝宝。对于剖宫产的妈妈，虽然在分娩过程中受的痛苦比顺产的妈妈少很多，但是在身体恢复方面绝对没有顺产的新妈妈恢复得快。因此，在分娩之后，剖宫产的妈妈会感到身体不适，更需要休息。

● 出院前该做哪些准备 ●

在医院度过了一周，身体得到了一定的恢复，在医生的检查后得到恢复正常的通知以及没有任何问题之后，回到家里就要坐月子。在家人的帮助之下收拾好分娩前带来的衣物、随身的证件、日常生活用品和宝宝的用品之后等待出院许可，准备出院。

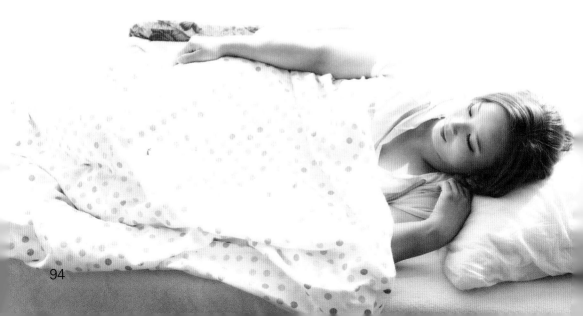

办理出院手续

顺产的妈妈，在产后2～3天即可出院。剖宫产的妈妈在医院观察一周之后才能够出院，如果决定明天出院，可以在今晚做好出院准备，在明天一早办理出院手续，办理出院手续之前准备好钱款、医疗保健卡等。

产后检查

检查的时候会测量血压、体重，检查乳房、乳头，子宫位置是否正常。身体如果有疼痛或者不适一定要告诉医生，同时可询问医生性生活问题。一般产后6周后才可以进行性生活。

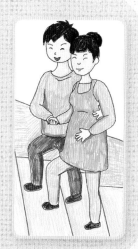

新生儿检查

宝宝也要接受检查。宝宝的眼睛、脐带、生殖器官、皮肤、体重都要做到心中有数。此外，喂养宝宝有什么问题也要及时向医生询问，出院后对宝宝的护理要注意什么，什么时候接种疫苗，疫苗是口服还是皮肤注射等，都要仔细认真地记录，严格地遵照医生的嘱咐。产后检查在分娩后4～6周还要再做一次，以便掌握自己和宝宝的身体情况。

检查后即可出院

在分娩一周后可以准备出院了，但是在出院之前必须做一些必要的检查，在检查中可以提出各种问题，包括自己的不安和疑虑，请医生给予解答，也可以向医生询问自己和家人护理宝宝的疑问、宝宝的生活规律等，听取医生的建议。

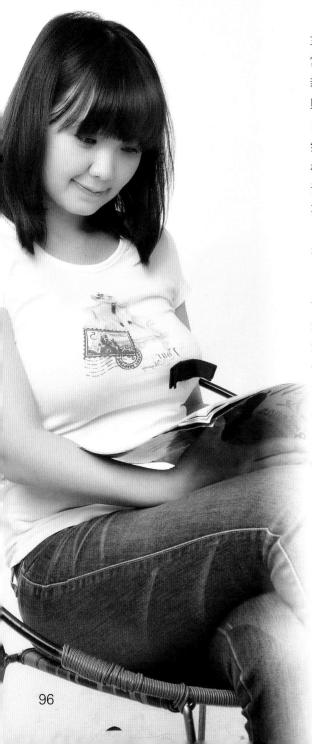

●出院后的**注意事项**●

给宝宝起名、申报户口

　　新生儿出生后1个月以内，由户主、亲属、抚养人或者邻居向新生儿常住地户口登记机关申报出生登记。新生儿落户随父或随母采取自愿的原则，因此，宝宝应在出生后1个月以内自愿选择随父或随母申报出生登记。给宝宝申报户口的时候需要携带以下材料：出生医学证明、父母的身份证、户口簿以及结婚证；这些材料都要一份复印件。

按国家规定休产假

　　对于生育假期，国家劳动法有一个明确的规定就是不少于90天。另外，每个地区对产假都有自己的补充规定。女职工产假为90天，其中产前休假15天。如果难产可增加产假15天。多胞胎生育的，每多生育1个新生儿，产假增加15天。

●坐月子是否**可以洗澡**●

　　一般产后一周可以洗澡、洗头，但必须擦浴，不能洗盆浴，以免洗澡水有细菌灌入生殖道而引起感染。6周后可以洗淋浴。月子期妈妈的会阴部分泌物较多，每天应用温开水清洗外阴部。勤换会阴垫并保持会阴部清洁和干燥。恶露会在产后4~6个星期消失。

● 坐月子是否可以洗头 ●

分娩过程中，新妈妈会大量出汗，而产后汗液更会增多，新妈妈的头皮和头发会变得很脏。这个时候如果按照老规矩不洗头，味道不仅难闻，还可能引起细菌感染，并造成脱发、发丝断裂或分叉。因此，月子里只要新妈妈健康情况允许，就可以洗头。

1. 洗头时可用指腹按摩头皮，洗完后立即用吹风机吹干，避免受冷气吹袭。

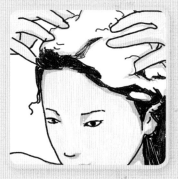

2. 洗头时的水温要适宜，不要过凉，最好保持在37℃左右。

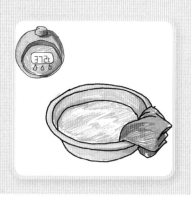

3. 不要使用刺激性太强的洗发用品。

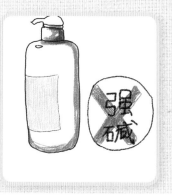

4. 妈妈梳理头发最好用木梳，避免产生静电刺激头皮。

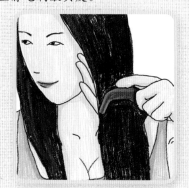

● 洗发后不要马上扎辫子 ●

有的新妈妈洗澡后，头发还没有干就把湿发扎成了辫子，并且马上睡觉。这样很容易使湿邪侵袭体内，日后引起头痛、颈痛。

● 坐月子可以刷牙吗 ●

新妈妈坐月子期间，进食次数较多，吃的东西也较多，如不注意漱口刷牙，容易使口腔内细菌繁殖，发生口腔疾病。过去，有很多女性盲目信奉"老规矩"——坐月子里不能刷牙，结果"坐"一次"月子"毁了一口牙。新妈妈每天应刷牙一两次，可选用软毛牙刷轻柔地刷动。在每次吃过东西后，应当用温开水漱漱口。刷牙时需要注意以下四点：

序号	刷牙时注意事项
1	在孕期注意摄取钙质，保持口腔卫生，避免使牙齿受到损害
2	妈妈身体较虚弱，正处于调整中，对寒冷刺激较敏感。因此，切记要用温水刷牙，并在刷牙前先将牙刷用温水泡软，以防冷硬的牙刷对牙齿及齿龈刺激过大
3	每天早上和睡前各刷牙一次，如果有吃夜宵的习惯，在吃完夜宵后再刷一次
4	产后前几天可用指漱，即把示指洗净或在示指上缠上纱布，把牙膏挤于手指上并充当刷头，在牙齿上上下来回擦拭，再用手指按压齿龈数遍

● 如何接待来访者 ●

坐月子期间，新妈妈最好少接待来访。过多的接待客人，会使妈妈很劳累。与客人讲分娩经历、接受祝福、听别人夸奖宝宝……都会使新妈妈很兴奋，造成睡眠障碍。人来人往，也容易带来病菌，特别在流行性疾病爆发的时候，这会对妈妈和宝宝的健康构成很大的威胁。如果是推辞不掉的造访，也要限定人数，一次只接待1~2位，接待来访者月子里最好有人帮助照顾自己和宝宝，不要让来访者打乱了自己的休息时间。如果对新妈妈来说是不方便的时间，新妈妈应明确回绝来访者，不要聊得时间太长，以免身体疲劳。月子里不要在家里大宴宾客，如果家人需要请客吃饭，可以选择在饭店设宴。

● 新妈妈 "四避" 要保持 ●

避风

妊娠和分娩对女性来说是一个巨大的体力消耗过程，产后虚弱，免疫力低，稍有不慎就会被传染上疾病。闭门不出，减少与公共场所的灰尘、细菌、病毒等接触的机会，有利于预防疾病。但避风也要适当，只是新妈妈居室不能有过堂风，适当的空气流通，对保持空气新鲜还是必要的。

避辛辣油腻

新妈妈身体消耗大，卧床休息多，还要给宝宝哺乳，这时植物油炸、油腻食物及辛辣、不易消化的食物，也容易便秘，还会影响乳汁分泌，通过乳汁分泌刺激宝宝诱发湿疹、腹泻等疾病。让新妈妈喝红糖水、吃炖母鸡汤、鱼汤、水煮鸡蛋、小米粥的习俗都是好的。如果再配以适量的蔬菜、水果，这样就更有益于新妈妈身体复原和哺乳。

避客

新妈妈身体虚弱，加之夜间要频繁哺乳，照顾宝宝，需要抓紧时间适当多休息；宝宝神经功能也未发育完全，稍有响动就容易受到惊吓，所以月子里尽量谢客，减少打扰、噪声和传播疾病的机会，对母婴都是一种关心和爱护。

避性生活

有一些女性坐月子时，常由妈妈或婆婆陪床睡觉，其意在使其丈夫夜间回避。这样不仅可以对母婴进行较好的照顾，而且对那些缺乏卫生知识和经验的新妈妈很有必要。

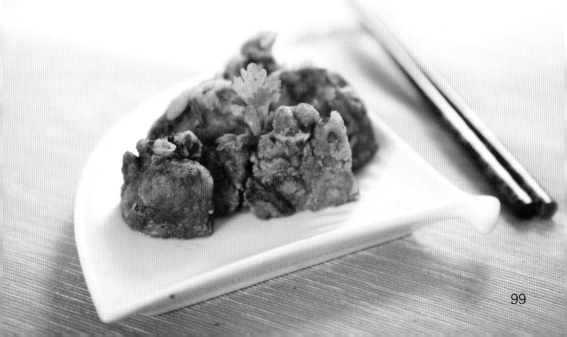

●月子里可勤绑腹带●

坐月子期间必须特别注意防止"内脏下垂",因为内脏下垂可能是所有"妇科病"及"未老先衰"的根源,并会因此而产生小肚子,故在坐月子期间需勤绑腹带以收缩腹部并防止内脏下垂,如果原本即为"内脏下垂"体形者,亦可趁坐月子期间勤绑腹带来改善。

绑腹带时的注意事项

腹带为一条很长的白纱带,长950厘米、宽14厘米,准备两条以便替换。因产后需热补,容易流汗,如果汗湿时应将腹带拆开,并将腹部擦干,再撒些不带凉性的痱子粉后重新绑紧。如果汗湿较严重时,则需更换干净的腹带。如果使用一般一片粘的束腹或束裤,不仅没有防止内脏下垂的效果,反而有可能压迫内脏令气血不通畅,使内脏变形或产生胀气而造成呼吸困难或下腹部突出的体形,请特别注意。

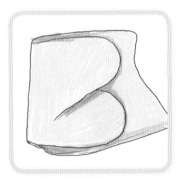

名称	绑腹带的注意事项
尺寸	腹带一般为透气的白纱布,长950厘米、宽14厘米
用量	因为不穿衣裤(先绑好腹带后再将内裤穿上),平贴皮肤,容易汗湿,需准备两条来替换
功能	防止内脏下垂,可收缩腹部
开始绑的时间	顺产:产后第2天;剖宫产:产后第6天(5天内用束腹)
每日拆绑时间	三餐饭前须拆下,重新绑紧再吃饭;擦澡前拆下,擦澡后再绑上;产后两周24小时绑着,松了就重绑;第三周后可白天绑,晚上拆下
清洗方式	用冷洗精清洗,再用清水过净后晾干即可,切勿用洗衣机洗,因为易皱

腹带的绑法及拆法

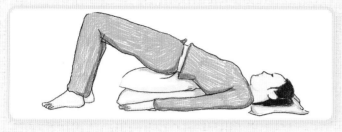

1. 仰卧、平躺，把双膝竖起，脚底平放床上，膝盖以上的大腿部分尽量与小腿成直角；臀部抬高，并于臀部下垫两个垫子。

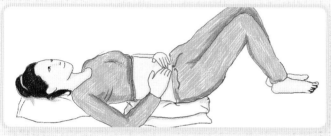

2. 双手放在下腹部，手心向下，将内脏往心脏的方向按摩。

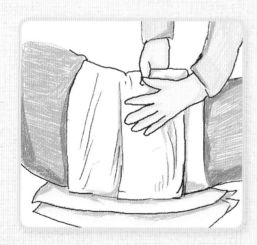

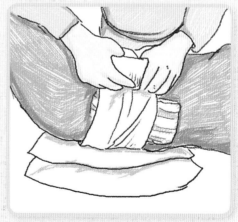

3. 分两段式绑，从耻骨绑至肚脐，共绑12圈，前7圈重叠缠绕，每绕1圈半要"斜折"一次后5圈，每圈往上挪高两厘米，螺旋状地往上绑，最后盖过肚脐后用安全别针固定并将带头塞入即可，每次需绑足12圈，若腹围较大者需用3条腹带接成两条来使用。

4. 太瘦、髋骨突出、腹带无法贴住肚皮者，需要先垫上毛巾后再绑腹带，拆下时需要一边拆一边卷回实心圆筒状备用。

●剖宫产后妈妈的**疤痕护理**●

手术后刀口的痂不要过早地揭下，过早硬性揭痂会把尚停留在修复阶段表皮细胞带走，甚至撕脱真皮组织，并刺激伤口出现刺痒。涂抹一些外用药，如去炎松（氟羟强的松龙）、地塞米松（氟甲强的松龙）等用于止痒。避免阳光照射，防止紫外线刺激形成色素沉着。改善饮食，多吃水果、鸡蛋、瘦肉、肉皮等富含维生素C、维生素E以及人体必需的氨基酸食物。这些食物能够促进血液循环，改善表皮代谢功能。切忌吃辣椒、葱、蒜等刺激性食物。

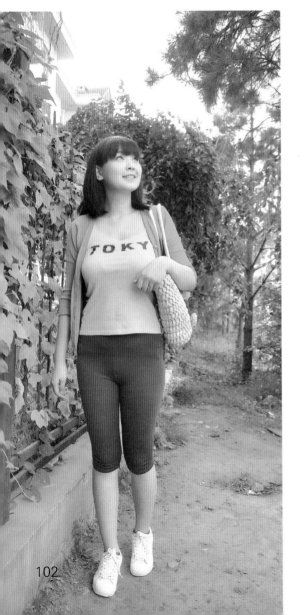

●产后42天去**医院复检**●

盆腔检查

由医生用肉眼来观察外阴、阴道、宫颈是否有异常，并触摸子宫、卵巢有没有异常。这种最基本的检查可以发现外阴和阴道炎症、病毒感染（如尖锐湿疣）、宫颈炎、子宫肌瘤、卵巢囊肿、子宫脱垂等常见的疾病。这种检查简单，没有痛苦。

内科检查

对于有产后并发症的妈妈，如患有肝病、心脏病、肾炎等，应该到内科检查。对于怀孕期间有妊娠高血压综合征的新妈妈，则需要检查血和尿是否异常，检查血压是否仍在继续升高，如有异常，应积极治疗。另外，对于产后无奶或奶少的新妈妈，应请医生进行指导，或进行食物、药物治疗。

乳房检查

由于充满乳汁，产后乳房变得非常丰满、娇嫩。每天和宝宝嫩嫩的脸蛋、小嘴接触，而乳房的外表又非常"柔弱"，常常抵不住一些哪怕是轻微的伤害。乳胀、乳房疼痛等常常会给新妈妈带来困扰，严重的可能会感染乳腺炎，威胁乳房健康，甚至影响泌乳系统，造成乳汁滞流，而乳汁又直接影响着宝宝的健康。因此，给乳房做检查，不仅是对新妈妈的保护，对宝宝的健康成长也是一道保障。

宫颈刮片检查

宫颈刮片检查是用一个小木板或塑胶刷在宫颈上轻轻刮一下，许多宫颈的细胞就会被刮下来。这种检查是用于检查宫颈癌，因为宫颈癌是女性最常见的恶性肿瘤，而且宫颈癌与常见的宫颈糜烂难以用肉眼区别。刮下来的细胞经显微镜检查后可以确定有没有宫颈癌。

白带（阴道分泌物）的检查

取少量白带，由医生在显微镜下检查是否有阴道炎症，这样可以明确诊断阴道炎，以便指导治疗。还可以将白带送到化验室检查衣原体、支原体、淋病等性传播疾病。

量体重

体重是人体健康状况的基本指标，体重过重或过轻都是非正常的表现，一旦超过限度会带来很多的健康隐患。

体重测量可以监测新妈妈的营养摄入情况和身体恢复情况，时刻提醒新妈妈注意，防止不均衡的营养摄入和不协调的活动量危害身体健康。

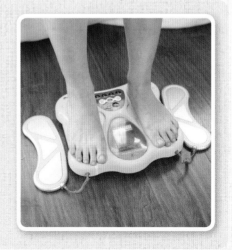

●新妈妈如何提高睡眠质量 ●

在月子里很多新妈妈睡眠质量都非常差，据资料统计，大约有一半以上的新妈妈在月子里会出现情绪低落、头痛、易怒等症状，而这些症状严重影响了新妈妈的睡眠质量。这时食用清淡而富含蛋白质、维生素的饮食为宜。新妈妈要做到生活有规律，按时卧床休息，晚餐不宜过饱，睡前不饮茶、喝咖啡等兴奋性饮料。增加卵磷脂类保健食品，有很好的调节神经功能方面的作用，有助于改善睡眠。

卧室的灯光对睡眠也很重要，舒适的灯光可以调节妈妈的情绪而有助于睡眠。新妈妈可以为自己营造一个温馨、舒适的坐月子环境，睡前将卧室中的其他灯都关掉而只保留一个台灯或壁灯，灯光最好采用暖色调，其中暖黄色效果会比较好。

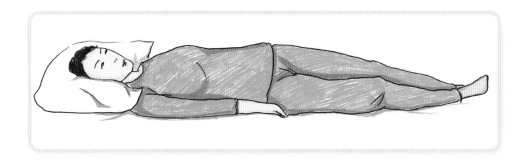

●产后何时开始性生活 ●

如果在分娩过程中做过剖宫产或侧切手术，一定要根据伤口愈合的情况来决定能否进行性生活，最好请大夫检查之后再决定。如果产后阴道血性分泌物（恶露）持续时间较长，那一定要等恶露彻底消失之后才能开始性生活。

剖宫产8周以后，如果身体恢复得很好，就可以开始过性生活。但开始时，不要过分疲劳，切忌避免激烈的动作。同时，性生活的次数应有所控制，每周1～2次为宜。

此外，人们往往因为哺乳期伴有闭经现象，因而忽视哺乳期避孕。其实，许多新妈妈在哺乳期虽然闭经，但还是照常排卵的，如过性生活时不注意避孕，同样受孕，所以哺乳期过性生活时切忌有侥幸心理。

●坐月子期间是否一定要避孕●

理论上哺乳期分泌的催乳素很高，由此卵巢功能受到抑制。卵巢是分泌女性激素的，被抑制后分泌雌激素减少，就不能较好地促进卵泡发育，也就抑制了排卵，这就是哺乳期间不容易怀孕的原理所在。但是也会意外发生。就现实情况而言，由于新妈妈吃得都比较好，营养丰富，而且有的新妈妈是

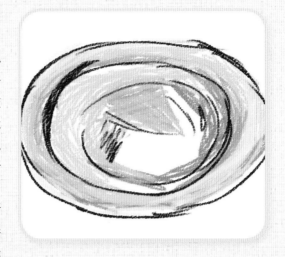

一半母乳喂养一半人工喂养，所以卵巢功能恢复得可能比较早、比较好，在这样的条件下，完全有可能在产后1~2个月就排卵。即使是全哺乳新妈妈，没停奶就来月经的也不少见。

产后42天，新妈妈的子宫、卵巢、输卵管等生殖器官都恢复到正常状态，恶露消失了，不哺乳的新妈妈乳房也恢复正常了，因而可以过性生活。生殖器官的恢复也同时意味着月经的恢复。没有哺乳的新妈妈，通常产后42天后就可能会恢复月经，而且大部分都是有排卵的月经。如果此时过性生活不避孕，怀孕的概率就会大大增加。

●产后采取哪种避孕方式最好●

随着医学技术的发展，产后在选择何种避孕措施上已拥有很大的自由度。不愿意上环的，可以吃避孕药、打避孕针、采用皮下埋植或者用避孕套。但从专家角度来看，上环仍是最佳的避孕方式。上环的避孕率高，最利于新妈妈身体恢复。并且不影响哺乳，而吃避孕药、打避孕针以及皮下埋植都属于激素用药，会通过乳汁进入宝宝体内，对宝宝的成长和发育不利。再者，上环的不良反应比较小，有时可能是月经量多一点，或出现腰疼，但绝大多数人都可以用。激素类药则不同，可能会带来月经不调，并且也不适宜乳腺增生、子宫肌瘤等患者使用。

●坐月子期间**不要哭**●

这个说法是有道理的。女性产后雌激素水平急剧下降，伤口还未愈合，又可能有哺喂母乳遭遇挫折、身材改变、不知如何照顾新生儿等问题，容易感到抑郁，甚至哭泣。

中医认为肝开窍于目，为精血所养，产后本已气血耗损，如果再哭泣则更伤于精血，可能会造成眼睛的伤害。因此，希望新妈妈尽量不要哭泣，看电视时也不要选那种容易被感动的节目，要好好地休养。丈夫及家人也要多多给予支持，帮助新妈妈渡过这个难关。

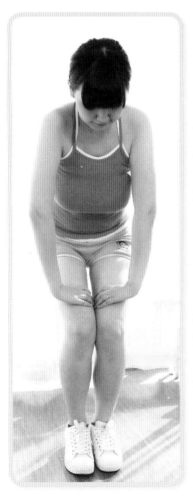

●月子后也不能**久站、久蹲**●

有些新妈妈以为，只要出了月子就表明身体恢复得差不多了。于是，一出了月子就不在意久站、久蹲或剧烈运动了。其实，盆腔里的生殖器官在这时并没有完全复位，功能也没有完全恢复。如果不注意防护，仍然会影响生殖器官复位。

●坐月子期间不能长久**看书或上网**●

产后过早或长时间看书、上网，会使新妈妈，特别是孕期并发妊娠高血压综合征者眼睛劳累，日后再长久看书或上网容易发生眼痛。所以，在月子里不宜多看书或上网，应待身体康复后量力而行。

●内衣的选择●

在分娩之后，怀孕前纤瘦的身材已变成浓浓的"妈妈味道"，再加上怀孕期间体重上升的幅度大，如果想早日恢复往昔苗条的身材，必须要好好努力一番才行。另外，身体内脏经过分娩时剧烈的挤压，也必须好好休养，才能恢复原状。产后坐月子期间，身材还是大一号，可继续穿着准妈妈内裤，或暂时穿着纸裤；而要哺乳的新妈妈，则须事先购买哺乳胸罩，方便哺喂母乳。

再者，坐月子期间可以开始穿戴束腹带、腰夹以帮助恢复腹部肌肉及子宫收缩，束腹裤、提臀裤、调整型塑身内衣可以在坐月子后期穿着，从而帮助新妈妈尽快恢复窈窕多姿的身形。

哺乳胸罩

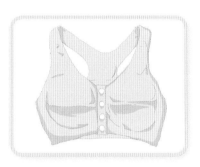

专为哺喂母乳的新妈妈所设计，减少喂母乳时必须穿脱的麻烦。目前有前开式设计（无钢丝）、全开式设计（软钢丝）、露出乳头及乳晕部分（软钢丝）。选购原则如下：

1 选择适合的尺寸：注意尺寸和穿戴的方式，如果穿着不适合者，可能会有乳房下垂的情形发生。

2 建议选购数量：购买2～3件，以便换洗。

妈妈内裤

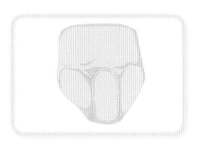

主要是在坐月子期间使用，可选择使用纸裤或依旧穿着准妈妈内裤来度过这段产后"尴尬期"。选购原则如下：

1 方便使用：纸裤用完即丢，是很方便的选择。

2 建议选购数量：可先购买1包试用，如果恶露变少，可换穿一般内裤。

束腹带

分娩之后使用，能加强产后腹部肌肉的恢复、子宫收缩及帮助剖宫产妈妈止痛、止血及固定伤口。腹带裙亦有相同的功效。最好选择舒适的材质，每天使用束腹带的时间很长，要注意材质舒适感。

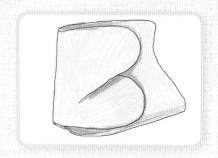

束腹裤

兼具束腹和内裤的双重功能，防止臀部下垂，加强腹部肌肉恢复，美化大腿。束腹裤有长短之分。剖宫产的妈妈因肚子上有伤口，坐月子期间不适合使用。选购原则如下：

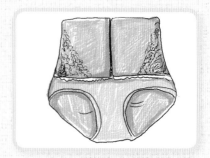

1 大小适中的尺寸：穿束腹裤要依据当时身材来选择，束腹的程度应采取渐进式，千万不要一开始就穿着太紧的尺寸，以免造成压迫，导致血液循环不良。

2 依个人需求选购：长束腹裤修饰面积大，包括腹部、臀部、大腿；短束腹裤主要在修饰腹部、臀部。依照个人的接受程度及需求而选择类型。

提臀裤

分娩后，新妈妈臀部肌肉会明显下垂，提臀裤具有强力的塑形功能，将臀部赘肉提高、缩紧，才能恢复完美的身材曲线。选择松紧适中的设计，最好选择开高衩、松紧适中的设计，且必须能包覆整个臀部，才是最佳的提臀裤。

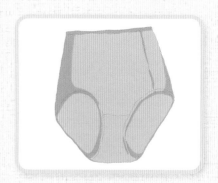

新妈妈如何**清洗阴部**

分娩时，由于胎儿压迫会阴部，以及医生助产时在会阴部的操作，产后会阴部常会发生充血和水肿，还有程度不同的会阴部撕裂的伤或有会阴侧切的伤口。另外，由于产后阴道内不断有恶露排出，所以，若不注意加强会阴部的清洗和护理，常易引起会阴部和生殖系统的感染。

产后多久开始清洗阴部

新妈妈在产后因阴部受到损伤，在医院内的前3天，每天均有护士清洁外阴，必要时可以自己增加清洁的次数，回家后自己即可每天清洗1～2次外阴，使用温水，清洗顺序应该从前往后，保持外阴的清洁，可以防止产褥期感染。

不能使用碱性肥皂

新妈妈清洗会阴部时不能使用碱性肥皂，应尽量选择刺激性较小的婴儿浴皂。新妈妈自身免疫平衡不稳定，碱性物质很容易破坏阴部弱酸性环境的灭菌"护阴"作用。

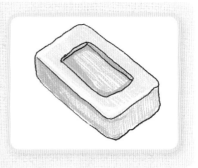

注意乳房的**清洁**

在正常哺乳结束以后，新妈妈要用温清水将乳房和乳头擦拭干净。切忌使用香皂和乙醇之类的化学用品来擦洗乳头，否则会导致乳房局部防御能力下降，乳头干裂而导致细菌感染。

新妈妈可以先用温水将乳晕和乳头擦洗干净，然后把毛巾稍稍拧干，呈环绕形地敷在乳房上。两条毛巾交替使用，每2～3分钟更换一次毛巾，反复做15分钟，敷至皮肤呈微红色，即可达到效果。

●产后何时可恢复正常工作●

一般如果新妈妈身体素质很好，分娩时的疲劳消除得很快，同时会阴部没有裂伤，那么第二天就可坐起来或下地活动。半个月后就可做一些轻便的家务，如擦桌子、收拾房间等，这些活动有利于增加食欲、减少排泄的困难和恢复的苗条体形。一般在产后6～8周，盆底组织基本恢复正常，新妈妈可到医院做一些产后检查，包括全身检查及生殖器复旧、伤口愈合情况、盆底托力检查等，正常者方可正式恢复工作和劳动。因为8周后，全身各器官及各系统在妊娠期间的变化也都基本恢复正常，所以一般产假规定56天，产后8周基本都可以恢复正常工作。难产或剖宫产手术的妈妈，因为恢复得比较慢，所以恢复工作的时间应适当延长，于产后10周，即70天左右可以恢复正常工作，如从事重体力劳动者应再适当延长。

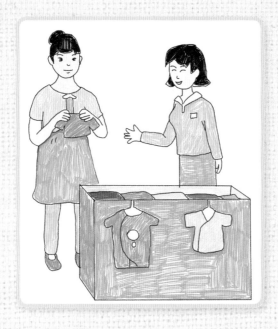

●产后月经什么时候恢复●

刚分娩后每天都有阴道流血，叫作"恶露"。其量由多渐少，颜色由深变浅，停止的日期因人而异，有的为半个月，多数为一个月。如果四十多天恶露还未消失，或消失数日又突然流血，此时应去医院检查。

月经的恢复与哺乳有一定关系。不哺乳的新妈妈，产后4～6周就会来月经，99%以上的新妈妈于产后3个月内恢复月经。

●产后为什么会发胖●

肥胖的原因

很多新妈妈认为，怀孕之后，胎儿优生需要营养；分娩之后，欲使奶水充足，妈妈更需增加营养。于是，怀孕期间，摄入过量的高蛋白、高营养食物，产后又大补特补。加上产后活动量少，卧床时间过长，能量摄入多，消耗少，使得过多的热量、蛋白质转化成脂肪积聚在皮下。脂肪越积越厚，人也就胖起来了。

如何避免发胖

为避免新妈妈发胖，保持健美的身材，不管是否具有使人发胖的基因，只要注意保持积极向上的心理，注意科学、合理的孕产期饮食调配，并亲自哺乳宝宝；尤其要注意产后早活动，加强积极的体育锻炼就能达到瘦身美体的目的。

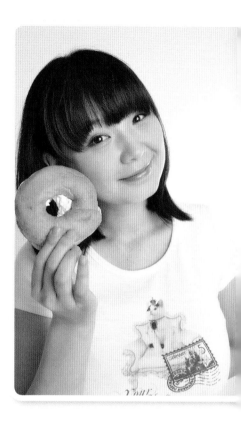

●哪些食物有利于消除黄褐斑●

新妈妈由于体内代谢变化，营养素及饮食不平衡，皮肤会发生许多变化，典型的是由于妊娠期雌激素、黄体酮浓度升高，促使黑色素细胞产生色素沉着，形成黄褐斑。新妈妈可以进行饮食调理，从内入手，表里同治，长期坚持下去，这是其他任何美容方法都无法比拟的。

食物	作用
猪蹄、猪皮	含大量胶原蛋白，可增加皮肤积水，使之细嫩丰满，减少干燥
冬瓜子、丝瓜	含多酵素，可分解黑色素，使皮肤变白
番茄	含丰富的谷胱甘肽和维生素C，利于沉着色素的减退
黑芝麻 松子仁	含丰富的维生素E，可防止皮肤脂质氧化

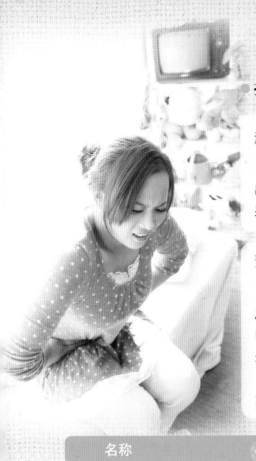

护理好伤口**防感染**

注意阴道出血

剖宫产子宫出血较多，应经常看一下阴道出血量，如远超过月经量，应通知医生，及时采取止血措施。

预防伤口感染

剖宫产的刀口愈合约需一周。如果皮下脂肪较厚，容易发生刀口脂肪液化。剖宫产刀口的护理必须遵循两个原则：一是保持干爽；二是定期视情况换药，但是不可天天换，以免刀口刚愈合又撕裂。由于刀口会疼痛，要特别注意翻身的技巧。

名称	预防伤口感染的做法
一周内不碰冷水	第一周内不可接触过冷的水，洗脸、洗手也要用温水
保证刀口清洁	刀口一周内尽量保持干爽并视情况换药，若有渗湿或出血应马上通知护理人员
止痛	伤口疼痛可视情况服用止痛药
保证刀口干爽	7天内不可将刀口弄湿，洗澡需采用擦浴的方式。刀口未愈合前勿弄湿，如果弄湿，必须立即擦干
运动前用手捂住刀口	在咳嗽、笑、下床前，以手及束腹带固定刀口部位
翻身	翻身的时候，用一手扶住伤口，另一手抓住床边扶栏，利用手部力量翻身（而不是肚子的力量）
下床	下床时先围上束腹，用手脚的力量将身体移到床边，然后请家人帮忙摇高床头，侧身扶住床缘，先放下一只脚，再放下另一只脚，之后坐5分钟再下床，家属应在旁适时扶助
多运动	千万不要因为伤口疼痛，就不运动，应该适当做一些恢复运动

● 宫缩痛怎么办 ●

有的新妈妈在分娩后最初3~4天，由于子宫收缩而引起下腹部剧烈的疼痛，称为产后痛或后阵痛。这种疼痛多发生在没有经验的新妈妈特别是双胎或分娩过快的人，没有分娩经验的新妈妈的阵痛较轻，后阵痛多在产后1~2天出现。其发生的原因是子宫复旧，不必担心。如果产后痛的程度很强烈，引起身体不舒服或是焦虑失眠，可以采取下面的方法来改善：

序号	缓解方法
1	告知医生，视情况停止使用子宫收缩的药物或减量
2	请医生开镇静止痛的药物
3	下床走路，帮助子宫积血排空
4	采用俯卧的姿势，可以减轻疼痛
5	避免吃刺激性的食物或是冰冷的食物
6	按摩足部的三阴交穴，或是背部膀胱经的相关穴道，可减轻疼痛

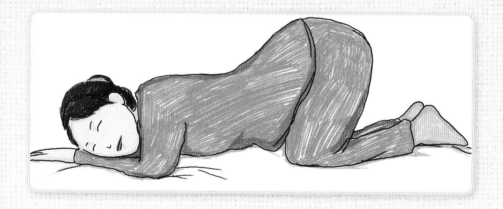

●乳房胀痛怎么办●

在产后的2～3天，乳腺开始分泌乳汁之前，由于静脉充盈、淋巴潴留及间质水肿，乳房出现膨胀。此时，仅有少量初乳而乳房却充满硬块，碰一下就痛，可能腋窝还有肿大、变硬和作痛的淋巴结或副乳腺。一般不发热，即使体温上升，也不会超过38℃。乳胀持续一两天后，即自行消退，乳腺正式开始分泌乳汁。如果乳房极度膨胀，疼痛剧烈难以忍受，可采取下列措施：

序号	缓解方法
1	用乳罩将乳房向上兜起、托住
2	哺乳前，用湿毛巾热敷乳房或在湿毛巾上放个热水袋以促使乳汁畅流
3	哺乳间歇，用湿毛巾冷敷乳房以减轻局部充血，夏季可用冰袋
4	如果宝宝吮吸能力不足，可用吸乳器吸出喂哺
5	中药鹿角粉，每天9克，分两次服，用少量黄酒冲服更好，有消胀、催乳的作用

●退奶时的护理●

新妈妈可以通过冷敷乳头、穿紧身胸衣、用棉布绷紧胸部等方法进行退奶，同时减轻胀乳的不适。尽量避免热敷、按摩乳房、频繁地挤奶。胸罩内应放置乳垫或棉质毛巾，用以吸收溢出的乳汁。乳垫及毛巾要勤换洗。

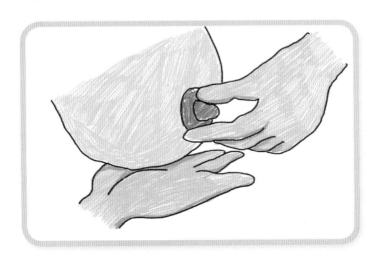

产后促进乳汁分泌秘诀

注意"食"效

新妈妈应当保持每日喝牛奶的良好习惯（分娩后不要马上喝，否则容易胃胀，感觉肠胃好了再开始喝），多吃新鲜蔬菜、水果。总之吃得"好"不是所谓的大补，传统观念每天食用大量的猪蹄、鸡汤、鲫鱼汤中的高脂肪不仅会堵塞乳腺管，不利于母乳分泌，还会让新妈妈发胖，所以主要是吃得对，既能让自己奶量充足，又能修复元气且营养均衡不发胖，这才是新妈妈希望达到的月子"食"效。

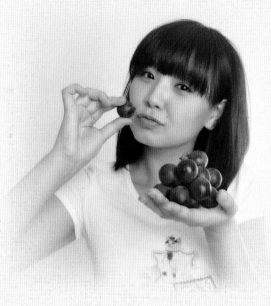

两边的乳房都要喂

如果一次只喂一边，乳房受到的刺激减少，自然泌乳也少。每次喂奶，两边的乳房都要让宝宝吮吸到。有些宝宝食量比较小，吃一边乳房的奶就够了，这时不妨先用吸奶器把前部分比较稀薄的奶水吸掉，让宝宝吃到比较浓稠、更富营养的奶水。

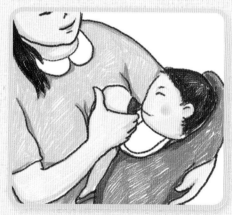

多多吮吸

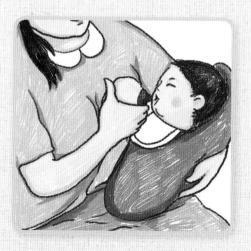

新妈妈的奶水越少，越要增加宝宝吮吸的次数；由于宝宝吮吸的力量较大，正好可借助宝宝的嘴巴来按摩乳晕。喂得越多，奶水分泌得就越多。新妈妈要多与宝宝的肌肤接触，宝宝对乳头的吸吮是母乳分泌的最佳刺激。每次哺乳后要让宝宝充分吸空乳房，这有利于乳汁的再产生。

保持好心情

母乳是否充足与新妈妈的心理因素及情绪、情感关系极为密切。所以，新妈妈在任何情况下都要不急不躁，以平和、愉快的心态面对生活中的一切。

充分休息

夜里因为要起身喂奶好几次，晚上睡不好觉。睡眠不足当然会使奶水量减少。哺乳新妈妈要注意抓紧时间休息，白天可以让丈夫或者家人帮忙照看一下宝宝，自己抓紧时间睡个午觉。还要学会如何在晚间喂奶的同时不影响自己的睡眠。每天争取10小时的睡眠，睡时要采取侧卧位，有利于子宫复原。

避免乳头受伤

如果新妈妈的乳头受伤、破皮、皲裂或流血并导致发炎时，就会影响乳汁分泌。为避免乳头受伤，建议新妈妈采用正确的喂奶姿势，控制好单侧的吮吸时间，否则很容易反复受伤。

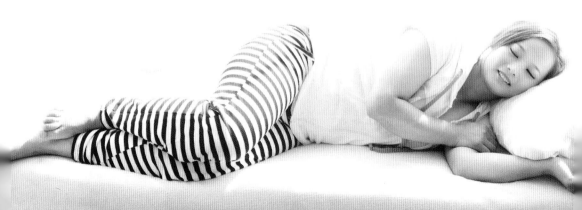

按摩热敷刺激

对乳房基底部进行按摩或热敷，可使宝宝更容易吸吮乳汁。乳房按摩不仅可以预防乳腺炎等疾病，且方便宝宝吸吮乳汁，所以请掌握好正确的按摩手法吧。

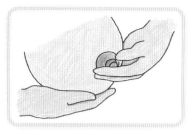

1．用干净的温毛巾由乳头中心往乳晕方向呈环形擦拭，两侧轮流热敷，每侧各15分钟。

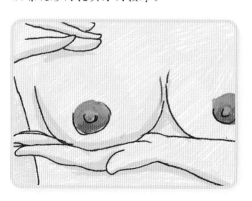

2．环形按摩，双手置于乳房的上、下方，以环形方向按摩。

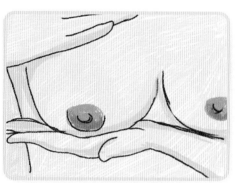

3．一手托住乳房，另一手示指和中指以螺旋形向乳头方向按摩。

4．指压式按摩是指双手张开置于乳房两侧，由乳房向乳头挤压。

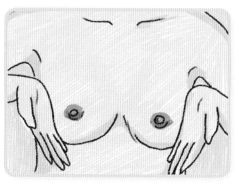

喂奶感觉腹痛是正常的生理反应:母乳喂养可促进新妈妈的子宫恢复,喂奶时腹痛是子宫收缩的表现。每当子宫收缩时,子宫肌暂时缺血,小腹一阵阵发紧、发硬,并伴随着恶露排出。因此,喂奶时腹痛是正常的现象。

用正确的方法停止哺乳:一般情况下,停止哺乳应等到宝宝自己松开乳头后,方可拔出。如果新妈妈因某种原因想中止哺乳,应先将手指放进宝宝口中,使其停止吸吮,然后拔出乳头。产后忌用力挤压乳房,忌用手乱揉乳房。

●哺乳后乳汁残留的对策●

喂奶姿势以坐位为好,把宝宝抱在怀里,头的一侧稍抬高。最好不要侧卧喂奶,尤其在夜间,容易打瞌睡,不但容易压着宝宝,乳房也容易堵塞宝宝的口鼻,会使宝宝发生窒息。

每次哺乳时,应先将一侧乳汁吸空后,再吸另一侧。如果哺乳后仍有剩余的乳汁,要把它排空,可用手挤除或用吸奶器吸净,不让乳汁残留在里边。有的妈妈担心乳汁量不足,授乳后有残留,也舍不得挤出去,留着下次再喂,以为奶量能多些,其实这样做是不正确的,效果也适得其反。因为只有当乳汁全部排空后,才能有利于下奶。如果不排空乳汁,分泌量反而减少。

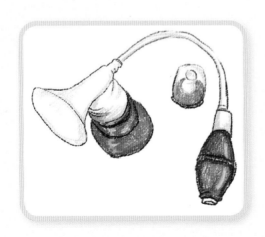

●乳腺的自我检查●

乳腺位于胸前部的体表，我国女性乳腺一般比较小，容易进行观察和检查。自我检查可以及时发现乳房病变，便于进一步确定诊断与治疗。检查方法是：

序号	具体方法
1	在光线明亮的房间内脱去上衣，站在镜子面前。身体要站正，两臂垂放在身体两侧。然后双手叉腰，再将两臂高举过头。对着镜子仔细观察乳房，将两侧乳房对比来看
2	平躺在床上，两手伸开，分别去触摸对侧乳房，在触摸检查时，各个手指应当并拢伸直，轻柔平摸，如果乳房中有肿块，就会出现在手指与胸壁之间。但是，不要用手去抓捏乳房，因为正常的乳腺组织也会被抓捏起来，错误地当做肿块
3	用伸直的手指触摸两侧腋窝，注意有无肿大的淋巴结
4	注意乳房的皮肤，看有无鼓起或者如同橘子皮一样的坑点与凹陷，这些现象是肿块与皮肤发生黏连的症候。乳房某处出现水肿，常预示水肿部位之下存在着癌肿
5	观察皮肤有无静脉曲张，如叶状囊肉瘤或者其他发展快的乳癌，可以使得乳房表面出现静脉曲张
6	观察两侧乳房乳头的位置是否在一个水平线上，如果出现单侧乳头向上抬高与回缩，或者偏向一方，表示在乳头下方可能有病变存在
7	注意乳头上有无裂口、脱皮、糜烂或者盖有黄色痴皮等情况；轻轻挤压乳房，看乳头有无流出物，注意流出物的性质，乳头有流出液或者乳头失去弹性，是内部有病变的征象
8	乳房自我检查可以每月进行1次，一般在月经过后乳腺处于最佳受检状态时进行，有利于发现乳腺肿块

第二节 产后健康保健

●学会观察恶露●

新妈妈分娩后，随着子宫内膜（特别是胎盘附着地方的内膜）脱落，子宫分泌的黏液等也随之从阴道内流出，这就是恶露。正常的恶露有些血腥味，但是不臭，总量在500~1 000毫升。

一般情况下，恶露大约在产后3周就停止了。恶露是产后身体恢复的直接表现，新妈妈应经常观察恶露情况是否正常，尤其要注意恶露的质与量、颜色与气味的变化，以此可估计子宫恢复的快慢及有无异常。

恶露正常的变化

产后第一周，恶露量较多，颜色鲜红，含有大量的血液、小血块和坏死的蜕膜组织，称为红色恶露。

1周以后至半个月内，恶露中的血液量减少，较多的是坏死的蜕膜、宫颈黏液、阴道分泌物及细菌，使得恶露变为浅红色的浆液，此时的恶露称为浆性恶露。

半个月以后至3周以内，恶露中不再含有血液了，但含大量白细胞、退化的蜕膜、表皮细胞及细菌，使得恶露变得黏稠，色泽较白，所以称为白色恶露。白色恶露可能会持续2~3周。

恶露异常现象

如果产后两周恶露仍然为血性，且量多，伴有恶臭味，有时排出血块式的东西，或者胎膜样物，子宫复旧很差。这说明子宫内可能残留有胎盘或胎膜，随时有可能发生大出血，应立即去医院诊治。

产后发生产褥感染时，会引起子宫内膜炎或子宫肌炎。这时，新妈妈伴有发热、下腹疼痛、恶露增多并有异味，颜色也不是正常的血性或浆液性，而呈混浊、污秽的土褐色等症状，应及早与医生联系并解决。

●远离尿潴留●

尿潴留是在月子里常见的不适病症，不仅可能影响子宫收缩，导致阴道出血量增多，也是造成产后泌尿系统感染的重要因素，给妈妈带来生理和心理上的诸多困扰。

多坐少睡

新妈妈不要经常躺在床上，因为躺在床上容易降低排尿的敏感度，这就有可能阻碍尿液的排出。顺产的妈妈，可于产后6～8小时坐起来，适度下床走动；剖宫产的妈妈术后24小时也可以坐起来。

水蒸气熏疗

在盆里放上热水，水温控制在50℃左右，然后直接坐在热水里浸泡，每次5～10分钟。也可以用开水熏下身，让水蒸气熏到会阴部，注意保持身体不接触水，以免烫伤。

按摩刺激

在排尿前可采用按摩法刺激排尿，缓解尿潴留。将手置于下腹部膀胱处，向左右轻轻按摩10～20次；排尿后，再用手掌自膀胱底部向下缓慢推移按压，以减少膀胱余尿。

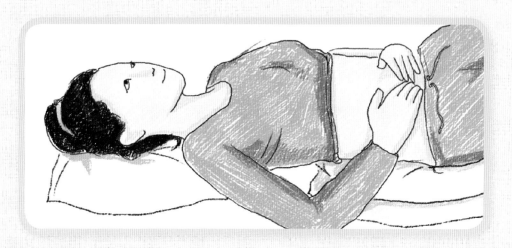

●预防产后腰痛●

分娩后内分泌系统尚未得到调整，腹部肌肉也由于分娩而变得较为松弛，骨盆韧带也处于松弛状态。此外，产后照料宝宝要经常弯腰，或遇恶露排出不畅引起血瘀盆腔。因此，产后腰痛是很多新妈妈经常遇到的烦恼。

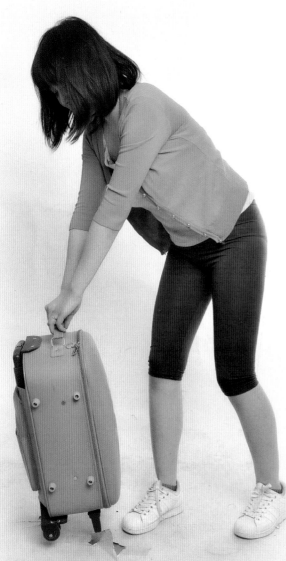

避免经常弯腰

把经常换洗的衣物放在卧室内，并将妈妈和宝宝经常换洗的衣物放在衣橱适宜高度的抽屉里，以新妈妈站在衣橱前伸手可及为度。月子里的新妈妈在清理房间地板时应选用长柄扫帚、拖把和簸箕，以腰不会很快产生酸痛感为宜，每次清理时间不要过长。

避免久蹲或久站

新妈妈在自行给宝宝洗澡时，可把宝宝的洗澡浴盆放在高度适宜的茶几上或换尿布的台子上，旁边放上一把小凳子。这样就可以使新妈妈舒服地采取坐姿给宝宝洗澡，避免久蹲或久站。无法避免久站时，交替性让一条腿的膝盖略微弯曲，使腰部得到休息。

不宜拿重物

避免提过重或举过高的物体。抬重东西时，注意动作不要过猛。举起宝宝或举其他东西时，尽量利用手臂和腿的力量，腰部少用力。取或拿东西时要靠近物体，避免姿势不当闪伤腰肌。

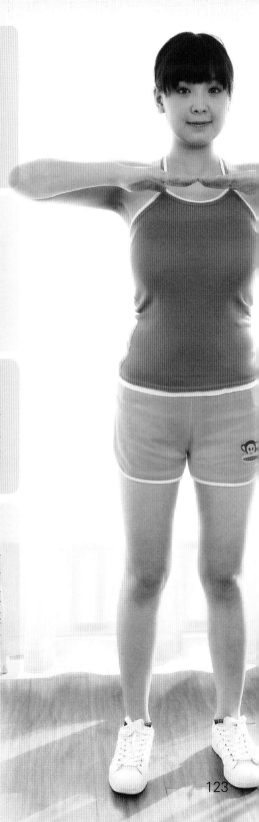

保持正确的睡眠姿势

新妈妈在月子里要保持充分睡眠，经常更换卧床姿势，睡觉时采取仰卧姿势或侧睡，床垫不宜太软，而且平时注意腰部保暖，特别是天气变化时及时要增减衣物，避免受冷风吹袭，受凉会更加疼痛。

注意饮食

饮食上多吃牛奶、米糠、麸皮、胡萝卜等富含维生素C、维生素D和B族维生素的食物，增加素食在饮食中的比例，避免骨质疏松而引起腰痛。不要吸烟和喝碳酸饮料，以免引起腰椎骨质疏松，导致慢性腰痛。

放松精神

紧张情绪会使血中激素增多，促发腰椎间盘肿大而致腰痛，愉快的心情有助于防止腰痛发生，因此，产后保持轻松愉快的心境十分重要。

适当运动

每天起床后做2~3分钟的腰部运动，平时多去散步，都能防止和减轻腰痛。从产后两周开始，在医生的指导下做加强腰肌和腹肌的运动，增强腰椎的稳定性。如果感到腰部不适，可按摩、热敷疼痛处，以促进血液循环，改善腰部不适感。

●盆腔静脉曲张的**防治**●

所谓盆腔静脉曲张，是指盆腔内长期瘀血、血管壁弹性消失、血流不畅、静脉曲张弯曲的一种病变。造成盆腔瘀血的原因很多，最主要的是由于妊娠期子宫扩大，压迫盆腔血管，血液回流受阻，产后调养失宜，盆腔血管复原不良。

由于盆腔静脉瘀血，血流循环不畅，可引起下腹疼痛、坠胀、恶露多、月经多。长期瘀血又造成子宫颈肥大、腺体增生、阴道壁充血而白带增多。还有会因盆腔静脉曲张影响膀胱而出现痔疮，同样可引起腰酸及腰骶部坠痛。

防治该病的方法，可根据上述发病原因，除去外界和人为因素，做好产后静养，加强腹肌、盆底肌肉和下肢肌肉的锻炼。

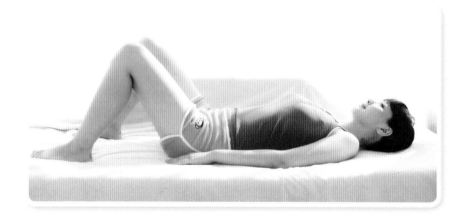

序号	防治盆腔静脉曲张的方法
1	产后注意卧床休息，随时变换体位
2	保持排便通畅
3	经医生确诊为盆腔瘀血者，可按摩下腹部，用手常在下腹部做正反方向的圆形按摩；每天在尾骶部上下来回按摩1~2次，每次10~15下
4	用活血化瘀、芳香理气药热熨，可选用川芎、乳香、广香、小茴香、路路通、红花各15克，炒热盛入布袋中，熨下腹部、腰脊和尾骶

●产后疼痛 ●

关节疼痛

有些新妈妈分娩后常感腕部、手指关节及足跟部疼痛。这是因为体内内分泌改变，使手部肌肉及肌腱的力量、弹性出现程度不同的下降，关节囊及关节附近韧带减弱，削弱了松弛度与功能所致。

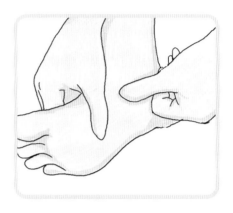

足跟痛多是由于产后活动减少，致使足跟部的脂肪垫因失用性退化而变得薄弱，从而对体重支持和运动时震动的缓冲作用降低，脂肪垫因而发生充血、水肿等特异性炎症而造成。

针对这种症状的防范对策是：注意休息，避免过早、过多地干重活，特别是不要经常用冷水洗浴或浸泡手足，避免手足部因受凉而发生肌肉和关节疼痛。

腕部疼痛

因为内分泌的影响，新妈妈在分娩时皮肤毛孔及关节大开，又因产后气血两虚，如果受风寒侵袭，则使风寒滞留于肌肉和关节中。如果是不停地给宝宝换尿布、哺乳、抱宝宝，在疼痛时未能及时治疗，使得肌肉关节损伤加重，引起肌腱和神经发炎。

序号	解决产后腕部疼痛的方法
1	产后照料宝宝时避免受凉，更不要过早地动用冷水
2	若腕部出现疼痛，不要使用手腕和拇指，也不要让它们用力
3	妈妈本人不要用力揉动或推拿患处，应尽早请医生诊治
4	少吃酸味食物、香蕉、鸡肉、啤酒等

尾骨疼痛

产后脊柱最下端处产生疼痛，这是因为分娩时骨盆偏于狭窄而胎头较大，在穿过产道时把尾骨挤破了，肌肉也因此而损伤。最明显的表现在仰卧、坐立或如厕用力时会有疼痛感，特别是坐在较硬的东西上可加重疼痛。

序号	解决产后尾骨疼痛的方法
1	一般1~2个月会自然痊愈。临近产期时，如果发现宝宝超过4千克或骨盆狭窄的妈妈，应该手术助产或剖宫产
2	疼痛的时候，在患处做热敷，以放松局部肌肉
3	躺或坐时，避免疼痛处接触硬物，最好铺上用柔软的垫子或橡皮圈垫
4	满月后仍不见好转应去看医生

阴道疼痛

许多新妈妈在分娩时没有做会阴切开术，阴道和会阴部也没有破裂，但产后感到阴道部位很疼痛，特别是笑或大声说话时。其实，一个几千克重的宝宝从狭窄的阴道被娩出，总会使阴道组织因扩张和伸展过度瘀血和损伤。但是，随着时间的推移，这种疼痛会慢慢减轻。

序号	解决产后阴道疼痛的方法
1	疼痛部位洗温水浴
2	用纱布包裹碎冰对不适处进行冰敷
3	疼痛剧烈时，可在医生的指导下使用作用温和的止痛药
4	避免做对不适处产生压力的动作，睡眠宜取侧卧位
5	不要长久站立或坐。坐位时应该垫个软枕头，或者坐在中间有凹陷的橡胶坐垫上，以缓解不适处的紧张感
6	做促使阴部组织恢复的运动，方法为收紧阴部及肛门附近的肌肉，并尽可能持久一些，每次以8~10秒钟为宜，然后慢慢放松肌肉。持续放松几秒钟，接着重复做此动作，每天至少做25次。这一运动可以在任何体位时做，以加快血液循环，促使损伤的组织尽快康复

肌肉关节疼痛

新妈妈分娩时因长久猛烈用力，造成肌肉组织、关节韧带过劳，再加之失血，因此气血两虚、毛孔张开，容易使风寒侵入肌体而引起肌肉疼痛，特别是两腿间的肌肉疼痛更厉害。

序号	解决产后肌肉关节疼痛的方法
1	产后注意保暖，尤其是在寒冷时。避免接触冷水，以免关节受凉而疼痛
2	洗热水澡来缓解肌肉的不适感
3	在疼痛处擦些红花油，以促进局部血液循环，把引起疼痛的代谢废物尽快排出
4	服用生化汤也能够改善疼痛
5	如果疼痛的同时伴随关节酸楚红肿，一遇风时更为加剧，甚至影响行动，此时单凭补血益气的膳食已不能够改善症状，应该立即看医生，以免对新妈妈身体造成更大的伤害

●谨防产后感冒●

产后由于新妈妈气血两虚，抵抗力下降，加上出汗较多，全身毛孔经常张开着，又长时间在温室里，一旦身体突然经受急剧的温差变化，便会很容易患上感冒。

保持良好的居室环境

新妈妈的居室温度最好保持在20℃～24℃。室内的空气湿度应保持在55%～65%，并坚持每天开窗通风，这样才能减少空气中病原微生物的滋生，防止感冒病毒感染。通风时应先将新妈妈和宝宝暂移到其他房间，避免对流风直吹而着凉。

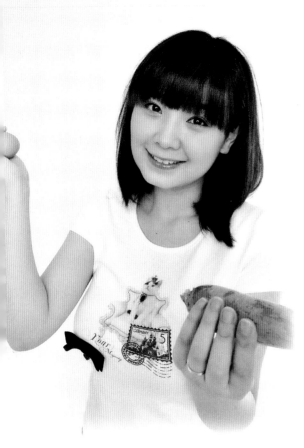

减少病毒感染

在月子里，新妈妈应尽量少会客，以减少感染感冒病毒的机会。在病毒滋生的春季，房间里还应及时用食醋熏蒸法进行空气消毒，以每立方米食醋5～10毫升的比例，加水将食醋稀释2～3倍，关紧门窗，加热使食醋在空气中逐渐蒸发掉，有消毒防病的作用。如果家中有人患了感冒，应立即采取隔离措施。

饮食均衡

饮食要营养均衡。多吃含有维生素多的蔬菜、水果和高蛋白食物，增强机体免疫力。还应多饮水、多排尿，及时排出体内毒素，有助于抵抗感冒病毒的侵袭，饮食要清淡、易消化，不吃辛辣、刺激、油腻的食物。

适当服药

新妈妈患病毒性感冒时，可服用一些中成药，如感冒清热冲剂、双黄连口服液、双花口服液等；如果是细菌性感染，则可服用不会影响乳汁质量的青霉素类或头孢类抗生素，如青霉素V钾片、先锋六号等。如果出现高热不退、咳嗽加重、呼吸困难等症状，应尽早去医院治疗。

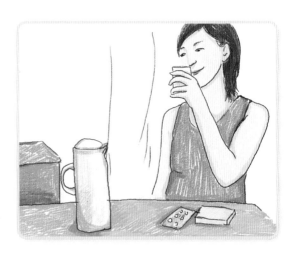

●产褥感染的预防●

产褥感染俗称"产后风"，但并不是产后吹风所致的。月子中的新妈妈体力比平时差，子宫口松，又有流血，故阴道本来有的细菌或外来的细菌容易在血中滋生，并感染到子宫和输卵管，会阻碍子宫的血液循环，出现瘀血，降低生殖器官及泌尿系统的功能，影响下肢的血液循环。如果治疗不当，晚期大部分转为严重的风湿病、类风湿病症，是新妈妈在产褥期易患的比较严重的疾病。

保持清洁

由于新妈妈产后多汗、有恶露、哺乳等原因，应多洗澡，勤换衣，至少每周洗澡1次，每日清洗外阴，特别是外阴有未愈伤口或恶露多更要注意清洁，每次排便后也要清洗。平时出汗应及时擦干，内衣湿了要及时更换。

小心寒气

新妈妈在产褥期要避免受寒，不能吹冷风或喝凉水、吃冷饮。不能吃刺激性的食物。不能长时间做家务，更不能使用凉水洗尿布、洗手。

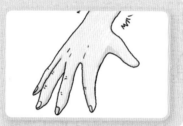

不要过度活动关节

分娩后关节内滑囊的滑液分泌不良，稍微劳累就会出现手腕发麻等症状。这是由于产后新妈妈血液损失过多，或者营养不良、血液循环不畅引起的。不要急于做家务，用手洗衣服最易伤及手部关节，更不要长时间站立或蹲着做家务。

饮食调养

预防产褥感染的食物有鲤鱼、猪蹄、南瓜等。鲤鱼内含有易于消化吸收的优质蛋白质，其中含有的钙质和B族维生素有助于碳水化合物的消化。而且还可预防贫血及帮助排出子宫内瘀血，促进乳汁分泌。

多晒太阳

天较暖而阳光好时，新妈妈可将宝宝穿暖包好，在避风的地方与其一同晒晒太阳，预防骨质疏松和关节疼痛的出现。

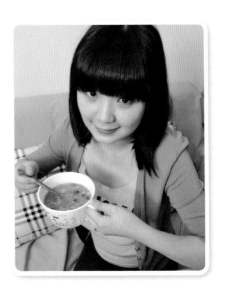

●远离产后抑郁●

产后抑郁的自测

一些工作的新妈妈生完宝宝后会患上产后抑郁症。如果新妈妈心情沉重抑郁，对任何事都缺乏兴趣，请从以下8个方面做自测：

序号	产后抑郁自测法
1	心烦气躁，坐立难安
2	食欲缺乏，日渐消瘦
3	容易感伤落泪或时常失声大哭
4	缺乏自信，觉得自己是个没用的人
5	犹豫不决，即使是小事都无法下决断
6	时常感到疲惫不堪，做任何事都提不起一点劲来
7	晚上睡不着，即使没有特别的事情，也会一大早就醒来
8	对将来不抱任何希望，经常因绝望而感到痛不欲生

很多新妈妈都经历过产后的情绪波动，只是程度不同。以两周左右的情绪作为参考，如果符合以上5项，就尽早看医生。

导致产后抑郁的原因

内分泌变化的影响：妊娠后期，准妈妈体内雌激素、黄体酮、皮质激素、甲状腺素不同程度的增高，准妈妈会产生幸福愉悦的感觉，但是宝宝出生后，这些激素迅速下降，造成内分泌发生变化，从而产生抑郁症状。

新妈妈或宝宝生病：经研究表明，疾病导致的极度紧张也会诱发抑郁症。早产、产褥期的疾病或并发症给妈妈带来极大压力，容易诱发产后抑郁。准妈妈一方面担心早产宝宝今后的健康问题，另一方面自己心理上也没有完全做好做妈妈的准备。年轻妈妈的情绪充满着沮丧和焦虑，妈妈睡眠很差，清晨又感到疲乏无力。宝宝成了妈妈牵肠挂肚的、无尽头的根源，哪怕是宝宝极轻微的不适都会引起新妈妈最严重的恐惧。经常感到不能胜任妈妈这一角色，缺乏安全感，指责自己的种种不是，经常失去控制而哭泣不止。新妈妈常常产生消极情绪，这反过来又加剧了自己的内疚感。

克服产后抑郁的方法

及时谈心：爸爸要关心妈妈的情绪变化，让新妈妈把自己的感觉和感受向丈夫倾诉，这样会使她的情绪得到释怀，缓解心理压力。爸爸不妨经常鼓励妻子，帮助她制订详细的身体恢复计划，树立妈妈的自信。

做好帮手：爸爸要主动承担家事或育儿责任，充分保证新妈妈的休息。让她在宝宝睡觉的时候，尽量休息或小睡一会儿，让她感觉到舒心。

调动她的兴趣：让她找点感兴趣的事情做，比如多看些育儿书籍，有关宝宝的生活趣事等，转移她的注意力，缓解育儿压力。也可以在家里营造一个浪漫情调，使她的身心尽量得到放松。

● 小心急性乳腺炎 ●

有乳头创伤或乳头发育不良史，开始有发冷，而后高热、寒战、头痛、乳房胀痛或搏动性疼痛等全身中毒症。早期乳房肿胀面积增大，局部硬结，进而红、肿、热、有压痛及搏动性疼痛；形成脓肿则有波动感，感染表浅者可自行破溃；患侧腋窝淋巴肿大、压痛。

脓肿的临床表现与其位置的深浅有关，位置浅时，早期有局部红肿、隆起，而深部脓肿早期时局部表现常不明显，以局部疼痛和全身性症状为主。

脓肿可以单个或多个；可以先后或同时形成；有时自行破溃或经乳头排出，亦可以侵入乳腺后间隙中的疏松组织，形成乳腺后脓肿。

乳汁瘀积：新妈妈发生高热、乳房疼痛的症状加剧，乳房因奶水排不出去而充盈，表面皮肤变得十分光亮，无法忍受宝宝的吸吮，不得不暂停。

细菌入侵：乳头破损使细菌沿淋巴管入侵是感染的主要途径。胎儿口含乳头睡着或胎儿患口腔炎也利于细菌直接侵入乳管，致病菌以金黄色葡萄球菌为主。

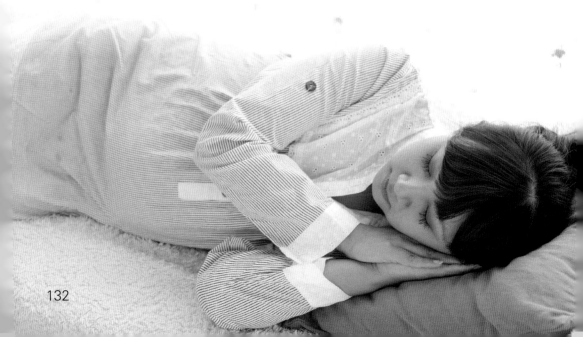

序号	避免这些症状应采取的预防措施
1	在妊娠期及哺乳期要保持两侧乳头的清洁，如果有乳头内缩者，应将乳头轻轻挤出后清洗干净，每次哺乳前妈妈要先洗手，擦净乳头，哺乳后用清洁纱布覆盖乳头，并用胸罩托起乳房
2	在哺乳前后可用3%硼酸水洗净乳头，养成定时哺乳的习惯，每次哺乳时应将乳汁吸净，不能吸净时可用吸乳器吸出。及时清除乳头表面上的乳痂，以免奶水排出不畅，使奶水瘀滞在乳房
3	如果乳头已有破损或皲裂时，应暂停哺乳，用吸乳器吸出乳汁，待伤口愈合后再行哺乳
4	尽量不要让宝宝含着乳头睡觉，这样容易使宝宝咬乳头造成破损，诱发乳头感染
5	乳房出现瘀积的奶块时，可以先做热敷，并轻轻地用手向乳头方向揉动，促使奶块化开，并将奶水挤出或用吸奶器吸出

应对方法

乳腺炎发病的基础就是因为乳汁没有及时从乳腺中排出，造成乳汁瘀积。所以在感到乳房疼痛、肿胀甚至局部皮肤发红时，不要停止母乳喂养，而要勤给宝宝喂奶，否则可使乳腺炎继续加重。但在乳腺局部出现化脓时，不要让宝宝吃患病侧乳房，可以吃健康一侧的乳房。只有当病情严重，并在乳腺上发生乳瘘时，才有必要暂时停止母乳喂养，但这种情况是极少发生的。

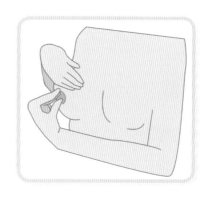

为防治严重感染及败血症，根据细菌培养及药敏选用抗生素，必要时静脉滴注抗生素。脓肿已形成应及时切开引流，切口一般以乳头、乳晕为中心呈放射形，乳晕下浅脓肿可沿乳晕做弧形切口，如脓肿位于乳房后，应在乳房下部皮肤做弧形切口。

●不要忽视**卵巢疾病**●

症状表现

小腹疼痛、腹胀、月经失常、盆腔疼痛、尿急是卵巢肿瘤的早期表现。当囊肿影响到雌激素产生时，可能会出现阴道不规则出血等症状。

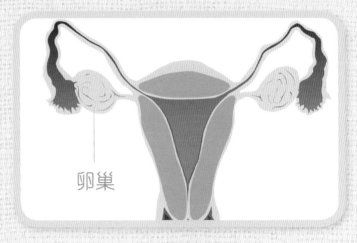

卵巢

卵巢癌的发病因素不清，但环境和内分泌影响在卵巢癌致病因素中最受重视。

卵巢绝对是女人不能忽视的器官，它被称为女性的青春之源。卵巢的疾病会导致卵巢功能衰退，造成内分泌的失调、女性身体的早衰，而严重的卵巢癌症更是威胁到女性生命。

应对方法

卵巢疾病要尽量早期发现，早期处理。卵巢囊肿物直径大于6厘米时，要做手术给予切除，因为良性肿物也有恶变的可能。而实性肿物不论大小都应该尽快手术。对小的卵巢囊肿一般采用药物保守治疗，而较大的囊肿则多采用腹腔镜微创技术治疗。由于手术在可视状况下进行，盆腔视野清晰，不易损伤周围器官；同时手术在完全封闭的腹腔内进行，避免了器官暴露及手套、纱布等异物对组织的刺激和损伤，减少了术后腹腔器官之间的粘连。

名称	呵护卵巢的营养元素
钙元素	每天摄取高钙食品可降低卵巢癌的患病率
维生素C和维生素E	最好是将富含这两类维生素的果蔬和保健品结合起来食用，效果会更好
胡萝卜素	每周吃5次胡萝卜，每次1~3根，患卵巢疾病的概率会降低50%

● 重视 盆腔腹膜炎 ●

症状表现

由于急性盆腔腹膜炎很少原发，故发病前多有急性盆腔器官炎症的病史。患者高热、打寒战，体温可达40℃以上。有剧烈痉挛样下腹部疼痛，为持续性，常有恶心、呕吐，活动时加剧；排尿、排便时疼痛，时有腹泻或便秘。患者喜取双腿屈曲卧式，以减轻腹壁紧张疼痛。

产生原因

发生输卵管急性炎症时，管腔中脓液通过伞端溢出，或输卵管周围炎直接蔓延使盆腔腹膜发生炎性病变。整个盆腔腹膜充血，大量浆液性渗出液含纤维蛋白。变为慢性后，子宫、附件及肠管广泛粘连成团，大网膜从骨盆入口上面像房顶样与其他脏器粘连，形成一包裹性炎性肿块。盆腔腹膜的吸收能力低于上腹部，并可限制毒素的吸收，有时还有多发性小脓肿遗留，有的可完全吸收。

应对方法

一般疗法：患者应卧床休息，取半卧位，以有利于渗出液或脓液积聚于盆腔陷凹处，而使炎症局限。应给予充分的营养及液体输入、纠正电解质紊乱及酸碱失衡。发热时可物理降温。腹胀严重者，可予以肠胃减压。减少不必要的妇科检查，避免炎症扩散。

抗生素疗法：患者均应做宫颈分泌物或后穹隆穿刺液的细菌培养，或做血培养及药敏试验，并以此为依据选择有效的抗生素。病原菌不清时，可用庆大霉素加甲硝唑，其对大肠杆菌及厌氧菌均有效。

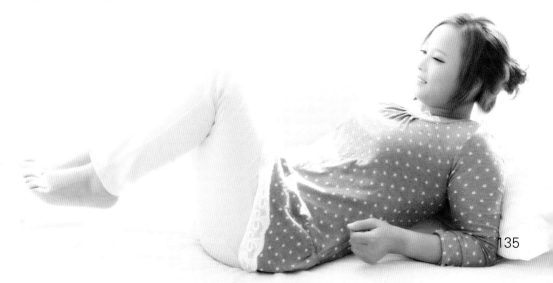

●谨慎附件炎●

附件炎是指输卵管和卵巢的炎症。但输卵管炎、卵巢炎常常合并有宫旁结缔组织炎、盆腔腹膜炎，且在诊断时也不易区分，这样，盆腔腹膜炎、宫旁结缔组织炎，就也被划入附件炎范围了。

一般来讲，附件炎是致病微生物侵入生殖器官后引起输卵管、卵巢感染的常见疾病。分为急性和慢性两种。急性附件炎症状明显，如发热、打寒战、下腹剧痛等。慢性附件炎有程度不同的腹痛，或小腹坠胀和牵扯感，时轻时重，伴有白带增多、腰痛、月经失调等症状。

产生原因

分娩或流产后由于免疫力下降，病原体经生殖道上行感染并扩散到输卵管、卵巢，继而整个盆腔，引起炎症。在宫内节育器广泛应用的同时，患者不注意个人卫生或手术操作不严格而引发。未经严格消毒而进行的宫腔操作，如吸宫术、子宫输卵管碘油造影、子宫颈管治疗，以及消毒不严格的产科手术感染等。

应对方法

急、慢性附件炎在治疗效果不是很好的情况下就要考虑进行手术治疗。

慢性附件炎可以适当使用中药治疗。慢性附件炎治疗，比较好的中药我们首推妇乐冲剂。也可以考虑用一些理疗。理疗方法有多种，比如激光、微波、离子透入等进行治疗。

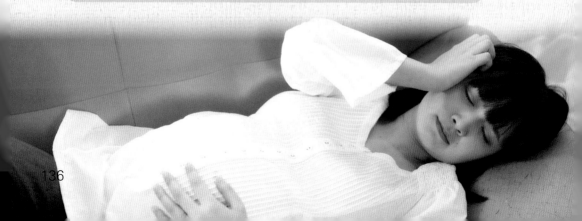

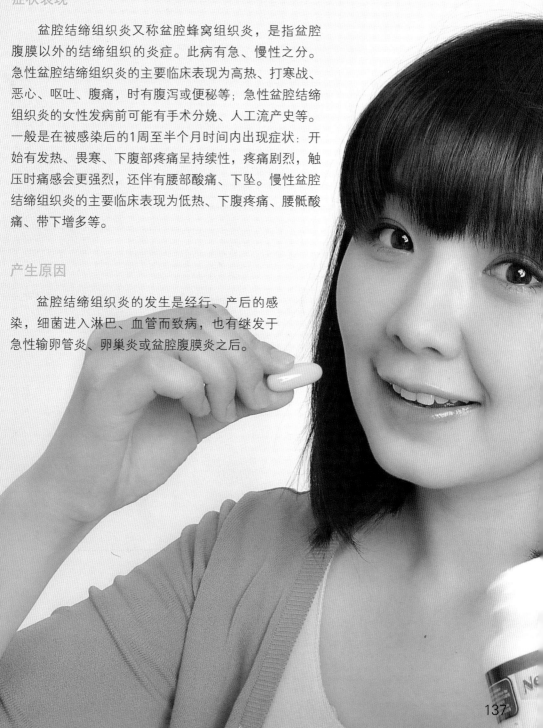

●注意盆腔结缔**组织炎**

症状表现

盆腔结缔组织炎又称盆腔蜂窝组织炎，是指盆腔腹膜以外的结缔组织的炎症。此病有急、慢性之分。急性盆腔结缔组织炎的主要临床表现为高热、打寒战、恶心、呕吐、腹痛，时有腹泻或便秘等；急性盆腔结缔组织炎的女性发病前可能有手术分娩、人工流产史等。一般是在被感染后的1周至半个月时间内出现症状：开始有发热、畏寒、下腹部疼痛呈持续性，疼痛剧烈，触压时痛感会更强烈，还伴有腰部酸痛、下坠。慢性盆腔结缔组织炎的主要临床表现为低热、下腹疼痛、腰骶酸痛、带下增多等。

产生原因

盆腔结缔组织炎的发生是经行、产后的感染，细菌进入淋巴、血管而致病，也有继发于急性输卵管炎、卵巢炎或盆腔腹膜炎之后。

应对方法

西医对盆腔结缔组织炎的治疗多采用磺胺及抗生素治疗，如宫旁结缔组织形成脓肿者应行穿刺，或切开引流，是目前比较先进的治疗盆腔结缔组织炎方法。

序号	护理盆腔四要点
1	每天摄取高钙食品可降低卵巢癌的患病率
2	要注意在月经期和妇科手术后1个月禁止性生活。并且禁止游泳、浴缸泡澡
3	防止各种途径的感染，保持阴部内外清洁、干爽。每天睡前用清水洗外阴，有专用盆或淋浴清洗。即便洗手后也不要用手伸进阴道内清洗。注意不要用热水和香皂等清洗外阴
4	妈妈如发热，千万要注意别受风，即便天气再炎热，也要保持身体干燥、清爽，不能吹空调

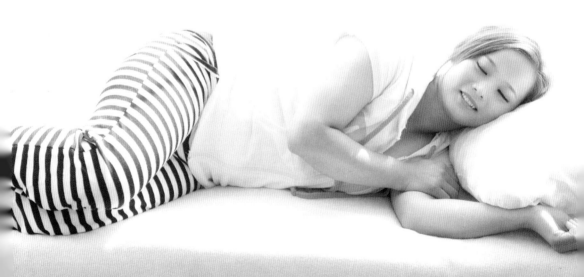

第六章
坐月子饮食营养

第一节 合理饮食，保证营养

● 分娩当天多吃清淡汤食 ●

即使是平时身体素质很好的女性，在分娩后也消耗了大量精力和体力，所以应及时调理饮食，加强营养。加强营养的原则是选择富有营养、易消化的食物。稍事休息即可进第一餐，主要以易消化的流食或半流食为主，比如红糖水、牛奶、藕粉、鸡蛋羹、小米粥等。如果肠胃消化情况较好，从第二餐可开始普通饮食，如吃煮鸡蛋、细挂面汤、排骨汤，多吃些新鲜水果和蔬菜。

剖宫产怎么吃

剖宫产6小时后可以饮用一些排气类的汤，如萝卜汤等，以增强肠蠕动，促进排气，减少肚胀，同时也可以补充体内的水分。但是，一些容易发酵、产气多的食物，如糖类、黄豆、豆浆、淀粉类食物，应该少吃或不吃，以防腹胀更加严重。术后6小时可进食一些炖蛋、蛋花汤、藕粉等流质食物。术后第二天才可以正常地吃粥、鲫鱼汤等半流质食物。

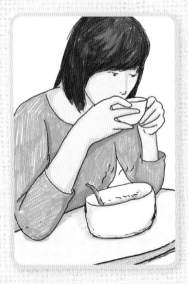

顺产怎么吃

自然分娩的妈妈第一餐同剖宫产并无太大区别，主要是进食适量，比较热、易消化的半流质食物，如红糖水、藕粉、鸡蛋羹、蛋花汤、卧鸡蛋等。第二餐可以用正常膳食。有些新妈妈在分娩的第一天感到疲劳无力或肠胃功能较差，可食用比较清淡、稀软、易消化的食物，如糕点、面片、挂面、馄饨、粥，或卧鸡蛋及煮烂的肉菜，然后再用正常膳食。

做会阴切开术的妈妈术后1周内最好喝些无渣饮食，即含膳食纤维较少的食物。比如牛奶，以防形成硬便而不利伤口愈合。

●月子期的**饮食重点**●

清淡易于消化

产后1～2天，由于劳累，新妈妈的消化能力减弱，应该吃些容易消化、富有营养又不油腻的食物，如牛奶、豆浆、藕粉、面片、大米或小米等谷类煮成的粥、挂面或馄饨等。以后随着消化功能的恢复，可进普通饮食，但在产后的3～4天里，不要喝太多的汤，以免乳房瘀胀过度。待泌乳后才可以多喝汤，如鸡汤、排骨汤、猪蹄汤、鲫鱼汤、元肉红枣汤、肉骨汤煮黄豆等，这些汤类既可促进乳汁分泌，又含有丰富的蛋白质、矿物质和维生素等营养素。

摄取优质蛋白质

月子里要多吃一些优质的动物蛋白质，如鸡、鱼、瘦肉、动物肝脏等，适量的牛奶、豆类也是新妈妈必不可少的补养佳品。但蛋白质不宜过量，一般每天摄取90克左右蛋白质即可。否则会加重肝肾负担，还易造成肥胖。

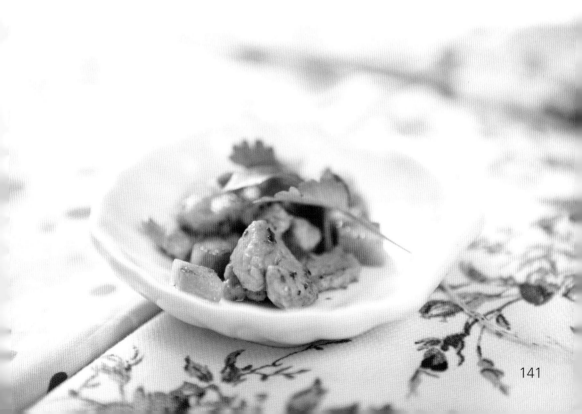

蔬菜、水果不可少

不少老人认为，蔬菜、水果水气大，新妈妈不能吃。其实蔬菜、水果如果摄入不足，易导致便秘，医学上称为产褥期便秘症。蔬菜和水果富含人体"三宝"，即维生素、矿物元素和膳食纤维，可以促进胃肠道功能的恢复，增进食欲，促进糖分、蛋白质的吸收和利用，特别是可以预防便秘，帮助达到营养均衡的目的。从可进食正常餐开始，每日半个水果，数日后逐渐增加至1～2个水果。蔬菜开始每餐50克左右，逐渐增加至每餐200克左右。

 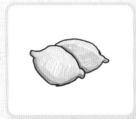 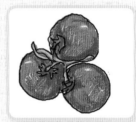

补充足量的热量

产褥期的新妈妈所需要的热量较高，每日需3 000千焦左右。刚出生的宝宝所需的热能也需乳汁供给。一般来讲，每合成1升乳汁需要3 765千焦的热能。因此，哺乳的新妈妈应该每日增加33.49千焦的热能，其中最好有4.19千焦来自蛋白质。食物中的蛋白质、脂肪和糖类是人体热能的主要来源，应适量补充。

食物多样化

食物应保持多种多样，粗粮和细粮都要吃，不能只吃精米、精面，还要搭配杂粮，如小米、燕麦、玉米粉、糙米、标准粉、红豆、绿豆等。而且要选用品种、形态、颜色、口感多样的食物，变换烹调方法，这样既可保证各种营养的摄取，还可使蛋白质起到互补的作用，提高食物的营养价值，对新妈妈恢复身体很有益处。

哺乳的新妈妈对钙的需求量很大，需要特别注意补充，每日除喝牛奶补充钙质以外，还需要多喝排骨汤，保证每日连续补充钙质。

适当补充维生素

维生素A和维生素D在我们习惯饮食中的含量非常低，难以达到需求。新妈妈多去户外晒太阳可补充维生素D，还应在医生的指导下适量补充维生素A和维生素D制剂。为避免B族维生素缺乏，也要多吃一些瘦肉、粗粮及肝、奶、蛋、蘑菇、紫菜等食物。

●月子期四大主打营养明星●

蛋白质——营养支柱

新妈妈由于分娩时劳累和进食较少，相当一段时间仍表现为体质虚弱。为了使新妈妈尽快恢复健康状态，就需要补充大量的蛋白质。如果储量不足或储量降低会影响泌乳。储存的蛋白质仅为乳腺增殖及早期泌乳用，如果产后1个月内只摄入平常饮食的量，母体会出现负氮平衡，故应补充蛋白质以促进泌乳。轻体力劳动新妈妈应每日供应90克，重体力劳动新妈妈应供应115克。其中半数以上应为动物性优质蛋白质。

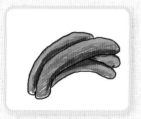
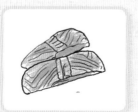
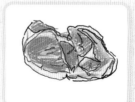

铁——补血战士

因为新妈妈在分娩时失血过多，产后补血是十分必要的。铁是血液中血红蛋白的主要成分，因此需要补充大量的铁。

钙——强身医生

很多新妈妈有因缺钙造成的抽筋、牙齿松动等情况，因此还要适当补钙。新妈妈在月子期每天需要的热量为12 552千焦，其中应包括蛋白质100～200克和钙质1 200毫克、铁15毫克。如果新妈妈每日能吃主食500克，肉类或鱼类150～200克，鸡蛋3～6个，豆制品100克，豆浆或牛奶250～500克，新鲜蔬菜500克，每顿饭后吃1个水果（苹果、橘子、香蕉都可以），基本上就可以满足哺乳期的营养需要。

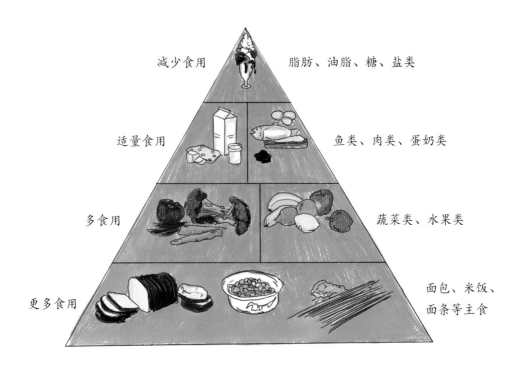

减少食用　脂肪、油脂、糖、盐类

适量食用　鱼类、肉类、蛋奶类

多食用　蔬菜类、水果类

更多食用　面包、米饭、面条等主食

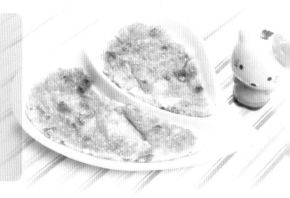

B族维生素——代谢助手

五谷和鱼、肉、豆、蛋、乳类食物含有较丰富的B族维生素。B族维生素可以帮助身体的能量代谢，也具有增强神经系统功能和加速血液循环的功效，对于产后器官功能恢复很有帮助。

营养素	食物
蛋白质	瘦肉、鱼、蛋、乳、鸡、鸭等含有大量的动物蛋白质，花生、豆类和豆类制品等含有植物蛋白质
脂肪	肉类和动物油含有动物脂肪，豆类、花生仁、核桃仁、葵花子、菜籽和芝麻中含有植物脂肪
糖类	所有谷物、白薯、土豆、栗子、莲子、藕、菱角、蜂蜜和食糖等
矿物质	油菜、菠菜、芹菜、雪里蕻、莴苣和小白菜中含有铁和钙较多，猪肝、猪肾、鱼和豆芽菜中含磷较高，海带、虾、鱼和紫菜等含碘量较高
维生素A	鱼肝油、蛋、肝、乳都含有较多维生素A；菠菜、荠菜、胡萝卜、韭菜、苋菜和莴苣叶中含有胡萝卜素量较多
B族维生素	小米、玉米、糙米、标准面粉、豆类、肝和蛋中都含有大量的B族维生素，青菜和水果中也富含B族维生素
维生素C	各种新鲜蔬菜、柑橘、橙子、草莓、柠檬、葡萄、红果中都含有维生素C，尤其鲜枣中含量高。维生素C经烹煮而易破坏，所以烹煮过后的食物中维生素C含量非常低
维生素D	鱼肝油、蛋类和乳类镁在未加糖的可可粉、干燥水果、坚果中含量较多
铁	可从动物性食品中摄取铁。肉类和其他内脏器官、海鲜、蔬菜、坚果、面粉和大豆

●产后饮食中补血的五大宝●

许多新妈妈分娩后，出现气血亏损、体质虚弱、面色苍白的症状，有的甚至出现贫血和轻度贫血。因此，新妈妈产后的膳食调理就要有侧重了。除了吃一些鸡肉、猪肉、牛肉、鸡蛋外，在1~3个月内多吃补血的食物，如猪血、黑木耳、红枣、鱼等，这些食物可是新妈妈饮食中的四大宝。

天然维生素丸——红枣

红枣能补益脾胃和补中益气。多吃红枣能显著改善肠胃功能，达到增强食欲的功效。此外，红枣还能补气血，对于气血亏损的新妈妈特别有帮助。

现代药理研究证明：红枣中含有大量的环磷酸腺苷，能调节人体的新陈代谢，使新细胞迅速生成，死细胞很快被消除，并能增强骨髓造血功能，增强血液中红细胞的含量。

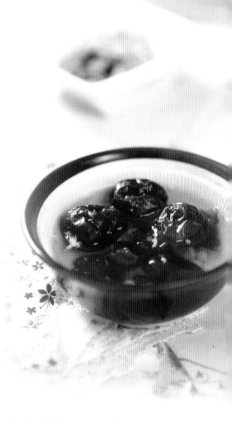

荤素皆宜——黑木耳

黑木耳是一种滋补健身的营养佳品。由于黑木耳营养丰富、滋味鲜美、片大肉厚，故被人誉为"素中之荤"。其中蛋白质、维生素和铁的含量分别比白木耳高出一倍、两倍甚至五倍。在蛋白质中含有多种氨基酸，尤以赖氨酸和亮氨酸的含量最为丰富。黑木耳不仅清脆鲜美、滑嫩爽喉，而且有增加食欲和滋补强身的作用。黑木耳具有一定吸附能力，对人体有清涤肠胃和消化纤维素的作用。

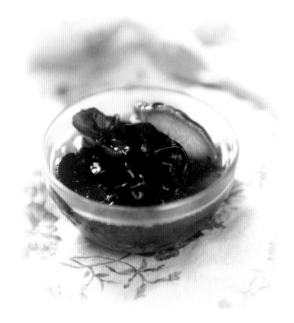

养血之王——猪血

猪血，一种价廉而营养极为丰富的食品，其低脂高蛋白，且含有铁、铜等人体必需的元素和磷脂、维生素，特别是猪血含铁丰富。每百克猪血中含铁量45毫克，堪称"养血之王"。因此，女性分娩后膳食中要常有猪血，既防治缺铁性贫血又增补营养，对身体大有益处。

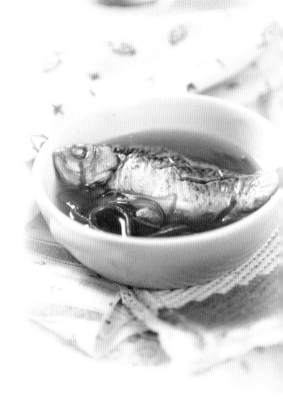

完全蛋白质——鱼类

鱼类营养丰富、味道鲜美，蛋白质含量高。鲫鱼和鲤鱼清炖是很好的催奶食品。哺乳期间的新妈妈多吃鱼和鱼头有益于宝宝大脑发育，儿童多吃鱼和鱼头会更聪明。鱼肉味道鲜美，不论是食肉还是做汤，都清鲜可口、引人食欲，是日常饮食中人们比较喜爱的食物。鱼类种类繁多，大体上分为海水鱼和淡水鱼两大类。但不论是海水鱼还是淡水鱼，其所含的营养成分大致是相同的，所不同的只不过是各种营养成分的多少而已。

食疗的营养库——猪肝

猪肝味甘性温，有补肝、养血、益目三大功效，其蛋白质含量远比瘦肉高，所含的碳水化合物为糊精，容易被人体消化和吸收，还含有各种维生素和无机盐，常吃可以"以脏补脏"，有补肝血、养肝阴的功效。猪肝含铁丰富，单位含量是猪肉的20倍，并且是吸收率最高的食物，而铁是血红蛋白的主要成分，也是人体合成红细胞的重要原料。对产后贫血、缺铁性贫血的人群，猪肝是补铁的最佳来源。另外，猪肝含有维生素B_2，是治疗恶性贫血疾病的首选。

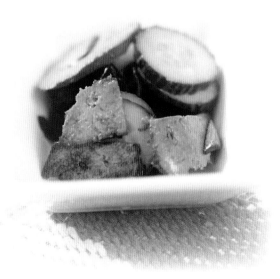

●四季进补有所不同●

春——蔬菜为主

春季很多蔬菜都陆续上市了，新妈妈可以适当吃些新鲜的蔬菜。静养很重要，产后1~3天要吃些清淡、易消化、营养丰富的食物。

新妈妈由于分娩时身体能量消耗大，产后需要卧床休息，还要给宝宝哺乳，油炸、油腻及辛辣食物容易加剧便秘，也会影响下奶，而奶水也会刺激宝宝诱发湿疹、腹泻等疾病。新妈妈喝红糖水、母鸡汤、鱼汤、小米粥的习俗都是好的，如果再配以适量的新鲜蔬菜、水果，就更有益于新妈妈身体恢复和哺乳。

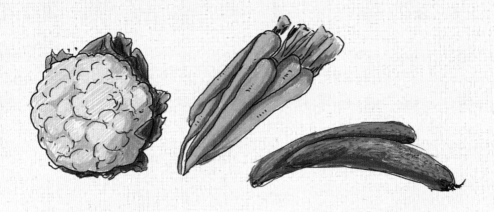

夏——慎食冷生

分娩后，新妈妈身体比较虚弱，尤其是脾胃。进食生冷食物会影响脾胃的恢复。夏季应该多喝一些温开水，以补充水分。千万不要因为天气炎热或怕出汗而喝冰水或是大量饮用冷饮。也可以将水果榨汁，温热饮用。如果产后出现排便困难，可以将香蕉加热食用，以润肠通便。但脾胃虚寒的新妈妈，即使在夏季也不宜吃西瓜，以免损伤脾胃。

秋——煲汤佳季

秋天除了进补一些鱼汤、鸡汤、猪蹄汤，还应当加入一些滋阴的食物，以对抗秋燥，如百合、银耳、山药、梨、葡萄、荸荠、糯米、甘蔗、豆浆、芝麻、莲藕、菠菜、猪肺、鳖、橄榄等，这些食物具有润肺生津、养阴清燥的作用，应少食葱、姜、辣椒等辛辣食物。

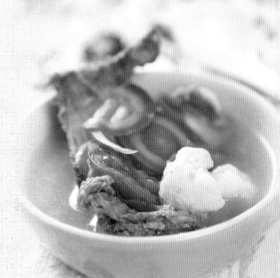

冬——荤素相间

寒性食物容易刺激胃血管，使血流不畅，而血量减少将严重影响其他脏腑的循环，有损身体健康。因此，冬季应以温暖食物为主。原则上应做到食用当季果蔬、荤素搭配以素为主。冬季忌食寒性食物。冬季是自然界万物闭藏的季节，人类的阳气也会潜藏于冬季，脾胃功能相对虚弱，如果再食寒、冷、凉的食物，易损伤脾胃阳气。因此，冬季应忌食寒性食物，如荸荠、番茄、生萝卜、生黄瓜、西瓜、鸭肉等。同时，不要吃得过饱，以免引起气行不畅，更不要饮酒来抵御严寒。

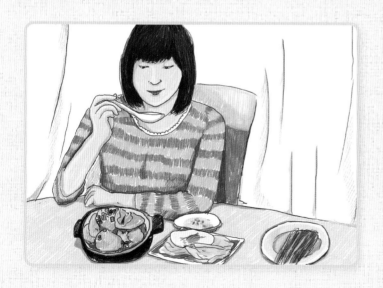

第二节 走出误区，科学进补

●月子期间饮食的5个误区●

误区1：吃母鸡不吃公鸡

传统的风俗习惯中，母鸡被认为是坐月子的最佳食品，不但能增强体质，而且促进乳汁分泌。但科学证明，产后吃炖母鸡不但不能增乳，反而会出现回奶现象。新妈妈产后血液中的激素浓度大大降低，导致催乳素发挥催乳作用，促使乳汁分泌。但是新妈妈产后食用炖老母鸡，由于母鸡的卵巢和蛋衣中含有一定量的雌激素，大量食用会使血液中雌激素浓度增加，催乳素的效能因此减弱，进而导致乳汁不足，甚至完全回奶。公鸡体内所含的少量雄激素有对抗雌激素的作用，会促使乳汁分泌，这对宝宝的身体健康起着潜在的促进作用。

误区2：菜越淡越好

也许老一辈早就告诫妈妈，分娩后不宜多吃盐，特别是在产后的前几天，饭菜内一点盐都不能放。其实这样做只会适得其反，新妈妈吃无盐饭菜会使食欲不佳，不利于康复，因此饭菜里放适量盐对新妈妈来说是有益处的。新妈妈在分娩前几天，身体要出很多汗，乳腺分泌也很旺盛，体内容易缺水、缺盐，从而影响乳汁分泌。新妈妈的食物中应该适量放一些盐，可以避免月子里出汗过多造成身体脱水，影响身体恢复和乳汁分泌。

误区3：过多忌口

一些地方对新妈妈的忌口讲究过多，如忌鱼虾、牛、羊肉或不准吃大米，只能喝小米粥等，这些都是不可取的。有些地区的新妈妈在坐月子期间认为蔬菜、水果"寒气大"而忌食，怕吃了会伤身，结果新妈妈在分娩后容易发生大便秘结。其实，新妈妈产后需要各种营养，主、副食都应兼备且多样化，仅吃一两样不能满足妈妈的需要，也不利于乳汁的分泌。因此，新妈妈在适当运动、多饮汤水的同时，更应吃一些富含纤维的蔬菜和水果，既利于乳汁分泌又有润肠的作用。

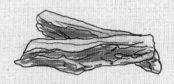
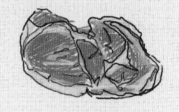

误区4：汤比肉营养高

产后应该适当多喝些鸡汤、鱼汤、排骨汤、豆腐汤等，有利于泌乳，但同时也要吃肉。因为肉比汤的营养更丰富。但高脂肪的浓汤容易产生油腻感，影响食欲，并会导致产后发胖，还容易引起宝宝腹泻，因此新妈妈不宜多饮浓汤。

误区5：经常吃巧克力

巧克力中所含的可可碱会进入母乳，并通过哺乳进入宝宝的体内，从而损害宝宝的神经系统和心脏，并导致消化不良、睡眠不稳、哭闹不停等。另外，常吃巧克力会影响新妈妈的食欲，造成身体所需的营养供给不足。这样，不仅影响新妈妈的身体康复，还会影响宝宝的成长和发育。

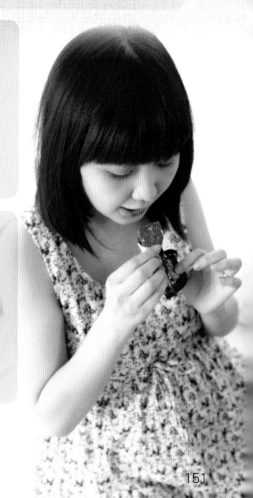

●月子期间的**饮食禁忌**●

忌滋补过量

新妈妈在分娩后，适当进行营养滋补，既可以补充营养，有利身体的恢复，同时可以确保奶水充足。但是，如果滋补过量是有害无益的。新妈妈为了补充营养和促进乳汁分泌，都特别重视产后的滋补，常是天天不离鸡，餐餐有鱼肉。其实这样不但浪费钱财，还可引发麻烦。滋补过量容易导致肥胖。产后新妈妈过胖会使体内糖和脂肪代谢失调，引起各种疾病。此外，新妈妈营养太丰富，必然使奶水中的脂肪含量增多，如果宝宝胃肠能够吸收，也会造成宝宝肥胖，并易患扁平足等疾病；若宝宝消化能力较差，不能充分吸收，就会出现腹泻，而长期慢性腹泻，又会造成营养不良。

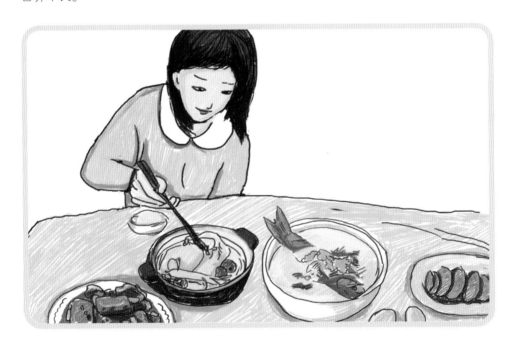

忌过早节食

通常新妈妈分娩后体重会增加，许多人为了恢复产前的苗条身材，产后便马上开始节食，这样做不但有损身体健康，而且哺乳的新妈妈更不可取。新妈妈产后所增的体重，主要为水分和脂肪。如果是给宝宝哺乳，势必要消耗体内的大量水分和脂肪，这些脂肪根本不够。新妈妈不仅不能节食，还要多吃营养丰富的食物，每天必须保证摄入足够的热量。

忌久喝红糖水

产后适量喝红糖水，对新妈妈和宝宝都有好处。新妈妈分娩时，精力和体力消耗非常大，加之又失血，产后还要给宝宝哺乳，因此需要碳水化合物和大量的铁质。红糖不但能补血，又能提供热量，是新妈妈的补益佳品。

许多妈妈以为喝得越多越好，所以饮用很长时间，甚至长达1个月。但是久喝红糖水对新妈妈子宫复原不利。在产后10天，恶露逐渐减少，子宫收缩也恢复正常，但若喝红糖水时间过长，会使恶露血量增多，造成新妈妈继续失血，因此引起贫血。新妈妈产后喝红糖水的时间，应以7～10天为宜。

忌多喝浓汤

新妈妈产后多喝高脂肪浓汤，不但影响食欲，还使人身体发胖、体态变形，并且使乳汁中的脂肪含量过高，使新生儿不能耐受和吸收，从而引起腹泻。新妈妈适宜喝脂肪适量的清汤，如蛋花汤、鲜鱼汤等。

忌多吃鸡蛋

有的新妈妈为了加强营养，分娩后和坐月子期间，常以多吃鸡蛋来滋补身体的亏损，甚至把鸡蛋当成主食来吃。吃鸡蛋并非越多越好，医学研究表明，分娩后数小时内，最好不要吃鸡蛋。因为在分娩过程中，体力消耗大，出汗多，体液不足，消化能力也随之下降。若分娩后立即吃鸡蛋，就难以消化，从而增加肠胃负担。

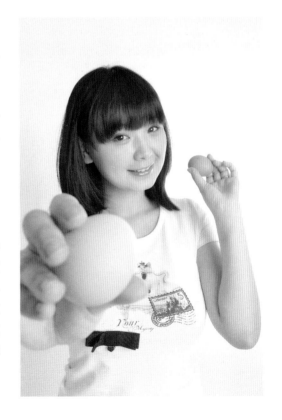

在整个产褥期间，根据对新妈妈的营养标准规定，每天需要蛋白质100克左右，因此，每天吃鸡蛋3～4个就足够了。研究还表明，新妈妈或普通人，每天吃十几个鸡蛋与每天吃3个鸡蛋，身体所吸收的营养是一样的，吃多了并没有好处，甚至容易引起胃病。

第三节 月子里的滋补食谱

金针菇炖牛肉

原料 金针菇100克，牛肉300克，葱、姜、蒜、食盐、耗油各适量。

做法 1. 牛肉切细条或粒，金针菇焯水。

2. 葱、姜、蒜爆锅下牛肉粒，大火翻炒，加金针菇。

3. 炖的时候加蚝油和盐，大火烧开改小火炖15分钟。

4. 关小火放几片菊花瓣煮3分钟，最后放入冰糖即可。

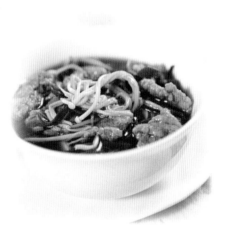

木耳鸡肉汤

原料 木耳2片，鸡胸肉100克，枸杞少量，北芪25克，姜3片，鸡心枣（去核）少许。

做法 1. 将木耳用水浸软，洗净泥沙；鸡胸肉切成片。

2. 将木耳、鸡胸肉、枸杞子、北芪、姜、鸡心枣放入炖盅内，加5碗水炖两小时左右便可。

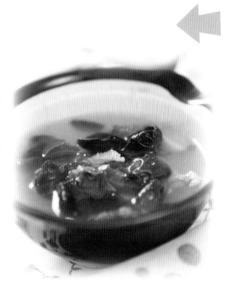

家常豆腐

原料 北豆腐1盒，猪瘦肉100克，郫县豆瓣、生抽、料酒各2匙，白糖、生粉各1匙，盐、姜片、蒜末各少许。

做法
1. 将豆腐切成厚约5厘米见方的块；猪瘦肉切丁，腌制。
2. 在锅中倒少许油，将豆腐煎至两面发黄。
3. 炒锅烧热倒油，油烧至五成热时下剁碎的郫县豆瓣炒香，下姜片、蒜末炒香。
4. 下肉片炒开，加生抽、料酒。

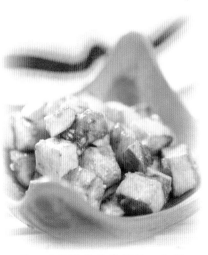

5. 下煎过的豆腐同炒，加适量盐、白糖调味即可。

红枣芹菜汤

原料 红枣6粒，芹菜500克，水2碗，冰糖半块。

做法
1. 芹菜择除根、叶，将茎切成每段6厘米长。
2. 将芹菜、红枣和水放入煲内煮。
3. 放入冰糖调味，饮用时去渣，只饮汤汁。

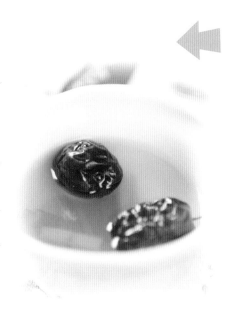

老母鸡汤

原料 老母鸡1只（约重1500克），猪排骨2块，葱段、枸杞、姜片、料酒、盐各适量。

做法 1. 老母鸡和排骨洗干净，分别放入沸水锅内焯一下捞出，再用水洗净。

2. 将鸡和排骨放入锅内，加水，下葱段、枸杞子、姜片、料酒、精盐，上火烧开后，用小火焖煮约3小时（以水不沸腾为宜，使鸡肉和排骨中的蛋白质、脂肪等营养物质充分溶于汤中），直至鸡肉脱骨即可。

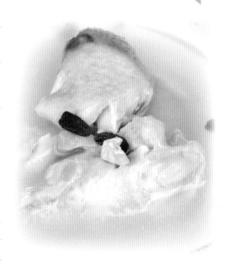

鱼丸菠菜汤

原料 鱼丸150克，菠菜150克，姜2片。

做法 1. 鱼丸切成两半，菠菜洗净。

2. 把全部用料放入锅内，加适量清水，煮30分钟，调味供用。

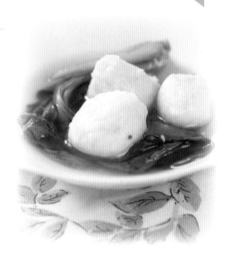

菠菜猪肝汤

原料 菠菜250克，猪肝100克，盐、生粉各少许，油适量。

做法
1. 将菠菜洗净，去根，切小段；猪肝洗净，切薄片，用盐及生粉适量拌匀，腌制10分钟。

2. 锅内放清水1小碗，煮沸，放入菠菜、适量生油、盐，煮至菠菜刚熟，再放入猪肝煮至熟透即可，随量饮用。

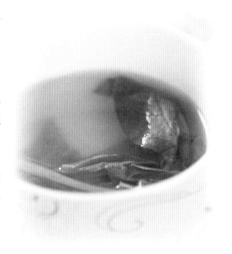

人参当归鸡汤

原料 鲜鸡1/2只（重约600克），当归25克，姜2片，人参1支，枸杞子、盐各适量。

做法
1. 将鲜鸡剖好，洗净，去皮，飞水后斩成大块，待用。

2. 当归片用清水洗净，待用。

3. 把鸡块、姜片、当归、枸杞子及糯米酒一同放入炖盅内，注入适量开水至八成满，用大火隔水炖2～2.5小时，取出，以适量盐调味，即可趁热食用。

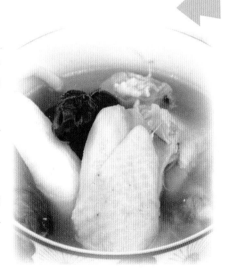

肉末蒸蛋

原料 鸡蛋3个，猪肉50克，葱末5克，豌豆粒少许，香菇1朵，酱油、盐、淀粉各适量，植物油25克。

做法 1. 将鸡蛋打入碗内搅散，放入盐、清水（适量）搅匀，上笼蒸熟。

2. 选用肥瘦相间的猪肉剁成末。香菇和葱切成末。

3. 锅放炉火上，放入植物油烧热，放入肉末，炒至松散出油时，加入葱末、香菇末、豌豆粒、酱油及水，将淀粉用水调匀勾芡后，浇在鸡蛋羹上面即可。

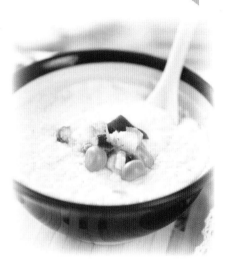

番茄牛尾汤

原料 番茄150克，牛尾100克，卷心菜150克，料酒3克，盐4克。

做法 1. 把番茄、卷心菜、牛尾分别洗净，番茄切成方块；卷心菜切成薄片。

2. 将牛尾放入锅内，加入清水至能淹过牛肉为度，旺火烧开，将浮沫撇去，放入料酒，烧至牛尾快熟时，再将番茄、卷心菜倒入锅中，炖至皆熟。加入盐，略炖片刻，装盘食用即可。

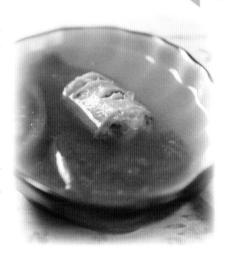

里脊炒豌豆

原料 猪里脊肉200克，鲜嫩豌豆150克，酱油15克，植物油10克，盐2克。

做法

1. 把豌豆剥好；里脊肉切成丁。

2. 烧热油锅，把里脊肉丁、豌豆、酱油、盐一同放入，用旺火快炒，炒熟即可。

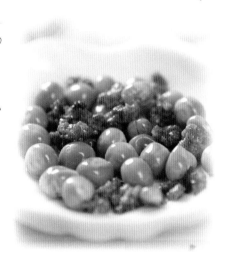

煎土司片

原料 土司片5片，鸡蛋3个，白糖少许。

做法

1. 土司片对角切开。

2. 将鸡蛋加适量白糖调成糊状。用土司片蘸一下鸡蛋糊。

3. 将蘸过鸡蛋糊的土司块儿放到油锅中开始炸，直到炸至金黄色为止。

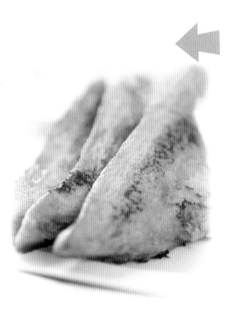

凉拌苦瓜

原料 苦瓜500克，熟植物油9克，酱油10克，豆瓣酱20克，盐2克，辣椒丝25克，蒜泥5克。

做法 1. 将苦瓜一剖两半，去瓤洗净后切1厘米宽的条，在沸水中烫一下放入凉开水中浸凉捞出，控干。

2. 将苦瓜条加辣椒丝和精盐后，控出水分，然后放凉开水中浸凉捞出，放入酱油、豆瓣酱、蒜泥和熟油拌匀即可。

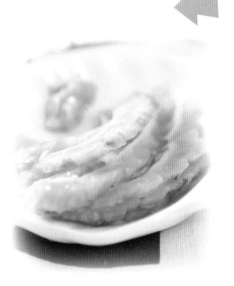

红薯糖水

原料 红薯300～500克，红糖、清水各适量，生姜2片。

做法 1. 将红薯削皮切小块，加入清水适量煮。

2. 待熟透变软后加入红糖、生姜，再煮片刻即可。

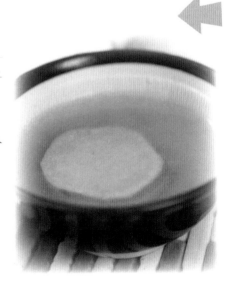

芦笋鸡丝汤

原料 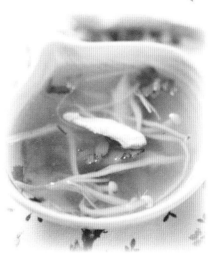 新鲜芦笋200克，鸡胸脯肉100克，金针菇、蒜苗各40克，鸡蛋1个，盐1/2小匙，淀粉2大匙。

做法
1. 将鸡胸脯肉切成丝，加入盐、鸡蛋、淀粉拌匀上浆。芦笋洗净，切成长段。金针菇去根，洗净沥干。蒜苗择老叶，洗净，切成段。

2. 将鸡肉丝在沸水锅中拨散、烫熟，再放入芦笋段、金针菇煮沸，然后加入盐、蒜苗烧开。

虾米粥

原料 虾米30克，大米100克。

做法
1. 虾米先用温水浸泡半小时，大米加水如常法煮粥。

2. 半熟时加入虾米，到米花粥稠时即可。

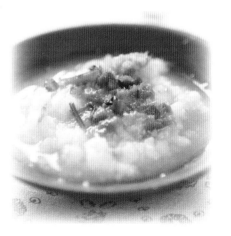

鲜奶炖蛋

原料 鲜奶1杯，蛋2只，姜汁、糖各1汤匙。

做法

1. 蛋打散后，加入糖打匀，冲入鲜奶拌匀，待用。

2. 将上述原材料滤去泡沫及杂质，加入姜汁轻手拌匀。

3. 将处理好的蛋液倒入一深碗中，上碟，隔水炖至凝固即可。

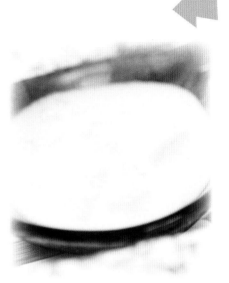

姜汁撞奶

原料 鲜奶1碗，生姜1块，白糖适量。

做法

1. 将姜刮皮切细粒放入搅拌机磨成姜汁，隔渣备用。

2. 将鲜奶放入微波炉加热3~4分钟取出。

3. 将鲜奶倒入另一器皿，再倒回原先的器皿中，重复此步骤3~4次，目的是使鲜奶稍微降温。

4. 将奶沿碗边可快速倒入盛有姜汁的碗内，约15秒钟即凝固成一碗美味的姜汁撞奶。

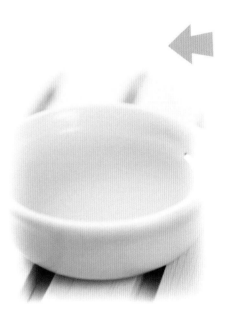

黑豆红枣水

原料 黑豆、红枣各适量。

做法
1. 黑豆1碗洗净。准备4碗水。

2. 起火，用干锅将黑豆炒干至皮裂。

3. 将水放入炖盅内，并放入已去核的红枣。

4. 再将已炒干的黑豆放入炖盅内，炖2小时便可饮用。

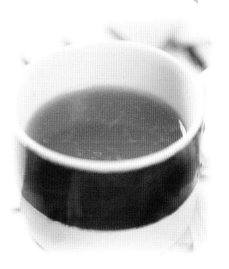

海苔鸡蛋炒饭

原料 米饭200克，鸡蛋2个，海苔少许，盐适量。

做法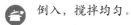
1. 鸡蛋打成鸡蛋液，将米饭倒入，搅拌均匀。

2. 锅内放适量油，烧热后，转中火，将浸泡过蛋液的米饭倒入。

3. 用筷子不断搅拌，直至米饭颗粒分明。加入少许海苔翻炒均匀，最后加点盐调味即可。

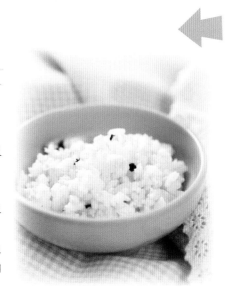

牛奶焖饭

原料 大米250克，牛奶100毫升。

做法
1. 先将大米淘净入盆。
2. 倒进牛奶及适量清水，以旺火蒸熟即可。

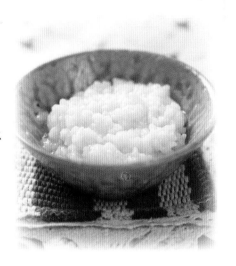

鸡丝菠菜粥

原料 白米燕麦各70克，熟鸡胸丝80克，烫好的菠菜、盐、胡椒粉、香油各适量。

做法
1. 白米和燕麦，加水，入锅煮至软糯。
2. 加熟鸡胸丝、烫好的菠菜、盐、胡椒粉、香油，再次煮滚后关火即可。

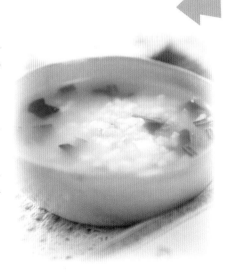

口蘑时蔬汤

原料 口蘑200克，玉米笋、胡萝卜、土豆各50克，西蓝花2朵，葱花适量，盐、酱油各1小匙，绍酒2小匙，高汤2杯，植物油1大匙。

做法

1. 将口蘑洗净，切成片。玉米笋洗净，切滚刀块。土豆、胡萝卜去皮洗净，切片。西蓝花用淡盐水浸泡15分钟，用清水冲净，掰成小朵。

2. 炒锅烧热，加植物油，六成热时下入葱花爆香，再加入高汤、玉米笋、胡萝卜、土豆、西蓝花，用小火炖至熟烂，加入盐、酱油、绍酒，煮至入味即可。

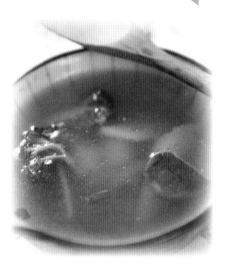

红薯大米枣粥

原料 红薯200克，红枣50克，大米300克。

做法

1. 将红薯去皮，洗净，切成小丁。

2. 红枣、大米分别洗净。

3. 将锅置火上，加适量清水，放入大米、红枣、红薯，先用旺火煮开，后改用小火煮至饭熟即可。

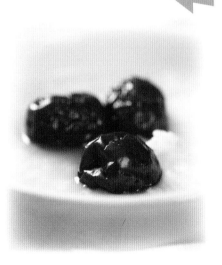

牡蛎面

原料 龙须面150克，牡蛎肉、猪肉各50克，料酒、盐、蒜末、葱末、胡椒粉各适量。

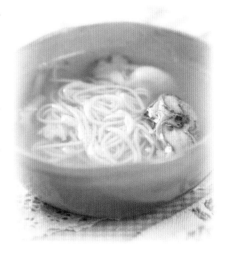

做法
1. 牡蛎肉清洗干净，猪肉切成细丝备用。

2. 锅内加清水烧开，加入猪肉丝、牡蛎肉、料酒、盐一同煮至半熟，然后下入龙须面，再加入蒜末、葱末、胡椒粉调匀，熟后凉至室温即可。

鱼肉馄饨

原料 鱼肉300克，干淀粉300克，猪肉馅350克，盐、绍酒、绿叶菜、葱花、香油各适量。

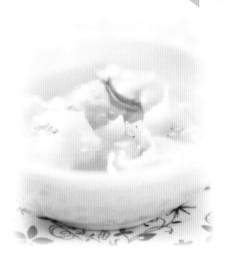

做法
1. 将鱼肉剁成膏，加盐拌匀，做成18个鱼丸；砧板上放干淀粉，把鱼丸放在干淀粉里滚动，用擀面杖做成直径7厘米的鱼肉馄饨皮。

2. 旺火烧锅，放入清水烧沸，下馄饨，用筷子轻搅，以免黏结。用小火烧到馄饨浮上水面5分钟左右，捞出即可。

蔬菜排骨汤

原料 排骨400克，胡萝卜1根，土豆1个，葱花、姜末、蒜末各适量，醋1/2匙，酱油、番茄酱、盐各1小匙，植物油2大匙。

做法 1. 排骨洗净，剁成寸段，加醋、番茄酱、酱油腌渍片刻；胡萝卜、土豆分别洗净，去皮，切滚刀块。

2. 炒锅烧热，加植物油，六成热时下葱花、姜末、蒜末爆香，再放入排骨、胡萝卜、土豆一起翻炒片刻，然后添适量开水，加精盐，大火炖15~20分钟，出锅前撒上香菜即可。

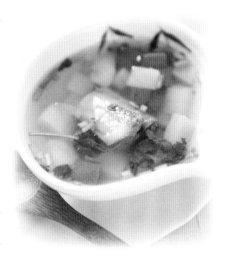

土豆炖兔肉

原料 净兔1/2只，土豆2个，粉条150克。葱花、姜片各适量，盐1小匙，酱油1/2大匙，高汤2杯。

做法 1. 将净兔用清水洗净，剁成大块，用沸水焯一下，去血水；土豆去皮，洗净，切成块；粉条用清水泡软。

2. 汤锅中加入高汤，放入兔肉块、土豆块烧开，再加入姜片、盐、酱油炖30分钟，然后放入粉条继续炖5分钟，出锅时撒上葱花即可。

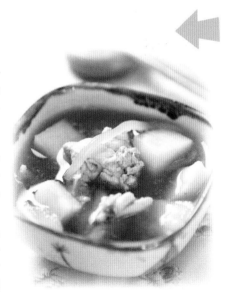

蚝油牛肉

原料 口蘑150克，牛肉200克，胡萝卜1/2根，蚝油、酱油各2小匙，料酒1小匙，姜丝、香油各少许，高汤、淀粉各适量，植物油2大匙。

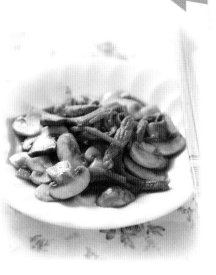

做法 1. 口蘑洗净，切片。胡萝卜洗净，切丝。牛肉切细丝，加少许酱油与淀粉拌匀上浆。

2. 炒锅烧热，加植物油，三成热时放入牛肉丝炒散，捞出沥油。锅中下入姜丝爆香，再下入胡萝卜丝、口蘑片，接着放入牛肉丝、高汤、蚝油、酱油、料酒翻炒，出锅前勾芡后淋上香油即可。

黄瓜炒猪肝

原料 猪肝300克，黄瓜2根，葱末、姜末、蒜末、木耳、植物油、酱油、料酒、水淀粉、盐、白糖、鸡精、高汤各适量。

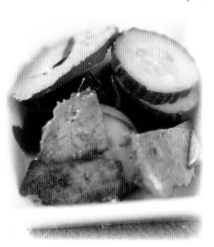

做法 1. 将猪肝洗净，切成薄片；用水淀粉、盐腌渍，以八成热的油滑散后捞出待用。

2. 将黄瓜洗净，切成菱形薄片；木耳洗净并撕成小碎块。

3. 将油烧至七成热时，放入葱末、姜末、蒜末、黄瓜片、木耳翻炒几下，放入猪肝，淋上料酒，再加入酱油、盐、白糖、鸡精、高汤。用水淀粉勾芡，出锅即可。

肉末蒸茄子

原料 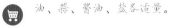 茄子6个，猪肉末200克，植物油、蒜、酱油、盐各适量。

做法
1. 猪肉剁碎，蒜头拍碎，茄子撕成条备用。

2. 锅内放适量水，架上蒸架，把茄子摊开，大火蒸软；把蒸软的茄子夹到盘子里。

3. 把炒好的肉末铲在茄子上，大火蒸5分钟即可。

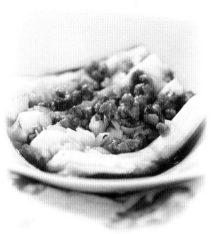

家常烧鸡块

原料 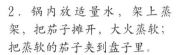 白条鸡1只，葱花、姜末各适量，盐、米醋各1小匙，酱油2小匙，水淀粉4小匙，高汤1杯，植物油1大匙。

做法
1. 将白条鸡洗净，用刀剁成麻将牌大小的块，用沸水焯一下，去净血水，捞出投凉。

2. 炒锅烧热，加植物油，六成热时下入姜末爆香，再放入鸡块，加入高汤、盐、酱油焖烧约5分钟，然后放入葱花，淋上米醋略炒，用水淀粉勾芡即可。

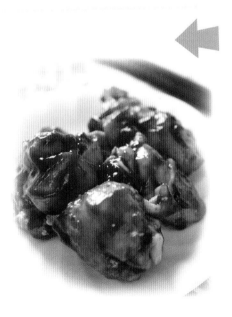

番茄猪肝汤

原料 番茄300克，猪肝80克，瘦猪肉80克，土豆50克，盐5克，鸡精3克，醋10克。

做法

1. 番茄洗净，每个切4块；土豆去皮洗净；瘦猪肉洗净，切薄片；猪肝切薄片，用清水冲洗，加醋腌10分钟洗净。

2. 瘦猪肉和猪肝加调料腌10分钟，放入滚水中，煮半熟捞起。

3. 将土豆、番茄放入煲里，加水适量，用小火煲20分钟，下猪肝、瘦猪肉煲至肉熟，加入盐、鸡精调味即可。

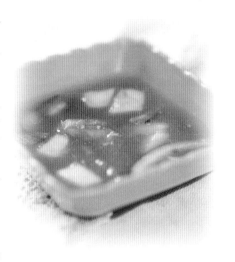

彩色虾仁

原料 虾仁300克，青辣椒、红辣椒各1个，香菇5朵，腰果适量，葱、姜各适量，盐、胡椒粉、香油各1/2小匙。

做法

1. 将青辣椒、红辣椒去蒂洗净，去籽后切成丁；香菇洗净，切成丁；葱、姜切末。

2. 炒锅烧热，加植物油，六成热时下葱末、姜末爆香，放入虾仁、辣椒丁翻炒，再加入料酒、盐、胡椒粉调味，最后加入香菇翻炒片刻，出锅前撒入腰果，淋上香油即可。

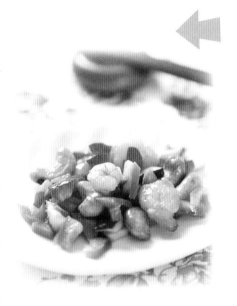

冬瓜鲤鱼汤

原料 冬瓜300克，鲤鱼1尾，小白菜、植物油、姜丝、绍酒、清汤、枸杞、盐、胡椒粉各适量。

做法 1. 将冬瓜去皮，去籽，切成丝；鲤鱼处理干净；小白菜洗净。

2. 锅内烧热油，投入鲤鱼，用小火煮透，下入姜丝，倒入绍酒，注入适量清汤，煮至汤质发白。

3. 锅内烧热油，投入鲤鱼，用小火煮透，下入姜丝，倒入绍酒，注入适量清汤，煮至汤质发白。

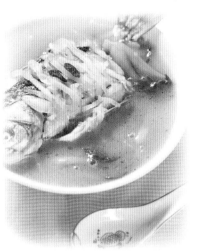

鱼头木耳汤

原料 鱼头1个，香菇100克，木耳100克，料酒、白糖、盐、葱段、姜片、鸡精、胡椒粉、植物油各适量。

做法 1. 将鱼头刮净鳞，去鳃片，洗净，在颈肉两面划两刀，放入盆内，抹上盐。香菇、木耳择洗干净。

2. 炒锅上火，倒油少许滑锅，将鱼煎至两面呈黄色，烹入料酒，加盖儿略焖，加清水，用旺火烧沸，盖上锅盖儿，用小火炖20分钟，待汤汁呈乳白色而浓稠时，放入木耳、香菇，加入鸡精、胡椒粉，烧沸出锅装盘即可。

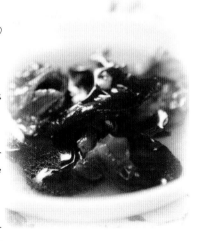

牛肉炖萝卜

原料 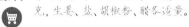 牛肉、萝卜各200克，豆腐100克，生姜、盐、胡椒粉、醋各适量。

做法

1. 将牛肉清洗干净，切成两厘米见方的块；萝卜清洗干净，切成三厘米见方的块；豆腐切成两厘米见方的小块。

2. 将牛肉块、生姜、盐放入锅中，加适量清水，大火烧开，再放入萝卜块煮熟，加入胡椒粉和醋调味即可。

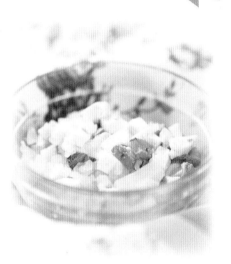

红枣饭

原料  红枣5~6个，大米200克，党参15克，冰糖10克。

做法

1. 将红枣去核洗干净。

2. 党参、红枣泡发，加水煮半小时，捞出党参、红枣，加入白糖搅匀成甜参枣汁。

3. 大米淘洗干净，加适量水蒸熟后扣在盘中，摆上党参、红枣，倒入甜参枣汁即可。

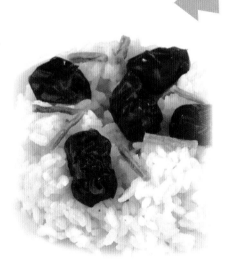

参味小米粥

原料 人参5克，枸杞10克，红枣10颗，桂圆1个，小米50克，盐1小匙。

做法
1. 将红枣洗净，桂圆剥皮。

2. 人参煮水取出参汁，加入红枣、桂圆，把小米熬成粥，再加入枸杞子煮5分钟。

3. 加入盐调味即可。

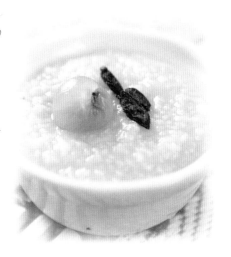

海米拌油菜

原料 油菜250克，海米25克，香油1大匙，盐1/2小匙。

做法
1. 将油菜择洗干净，切成3厘米长的段。

2. 将油菜放入开水锅内焯一下，捞出沥去水分，加入盐拌匀，盛入盘内。

3. 将海米用开水泡开，切成粒，放在油菜上，加入香油，拌匀即可。

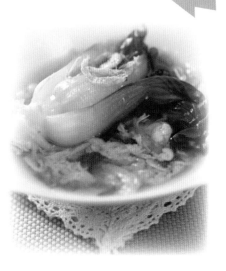

清蒸鳜鱼

原料 鳜鱼1条（约600克），鱼露、姜片各适量。

做法 1. 将鳜鱼去鳞、鳃和内脏，洗净，鱼身两面切花刀，控干水后放在盘中，把姜片放在鱼腹中和鱼身上。

2. 蒸锅中的水烧开后，将鳜鱼放入蒸锅，用大火蒸8～10分钟后取出，把鱼露淋在鱼身上。

3. 锅中加热适量油，浇在鱼身上即可。

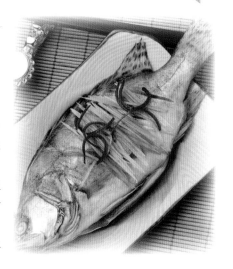

蒜香圆白菜

原料 圆白菜300克，盐、鸡精各1/2小匙，老抽1小匙，干辣椒20克，植物油40克，蒜20克。

做法 1. 把蒜切成片，干辣椒切成段，圆白菜切成块。

2. 锅内倒入植物油烧热，放蒜片、干辣椒段稍炒，待干辣椒呈紫红色，放入圆白菜块迅速翻炒，烹入盐、老抽翻炒均匀，再加入鸡精炒匀即可食用。

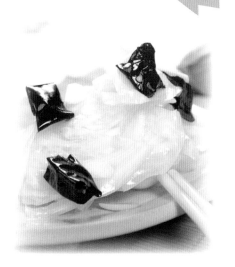

第七章
新妈妈美丽计划

第一节 子宫恢复是关键

● 日常生活**要护"宫"** ●

及时排尿

膀胱过胀或经常处于膨胀状态会压迫子宫，不利于子宫的恢复。在分娩后及时排空膀胱对预防生殖炎症也有一定的作用。

适量下床活动

产后6～8小时，新妈妈在疲劳消除后可以坐起来，第二天应下床活动，这样有利于身体生理功能和体力的恢复，帮助子宫复原和恶露排出。

卧床姿势要注意

新妈妈卧床休息时尽量采取左卧或右卧的姿势，避免仰卧，以防子宫后倾；如果子宫已经向后倾曲，应改变姿势，做胸膝卧位来纠正。

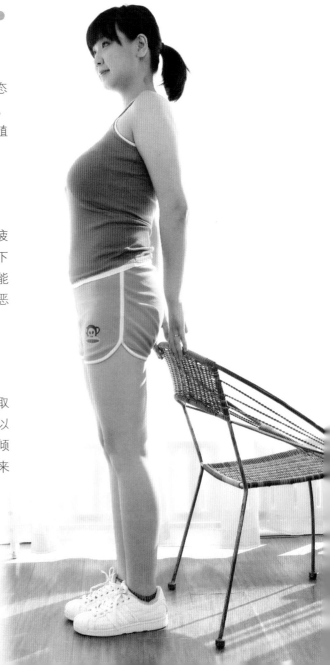

坚持母乳喂养

宝宝的吮吸刺激会反射性地引起子宫收缩，加强雌激素分泌，从而促进子宫复原。

注意阴部卫生

要注意阴部卫生，以免引起生殖道炎，进而影响子宫。

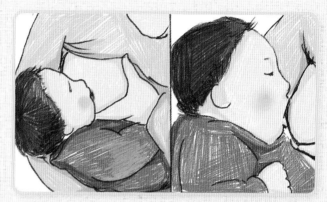

名称	产褥期子宫、骨盆的恢复时间	
子宫	大小	产后6周
	重量	产后8周
子宫内膜	壁蜕膜	产后7~10日
	下层蜕膜	产后7~10日
子宫肌	长度	产后2周
	肌细胞	产后6周
	结缔组织	产后6周
子宫下部	颈管	产后4~6周
	子宫阴道部	产后3周
	内子宫口	产后10~12周
	外子宫口	产后3周
骨盆	盆底肌群	产后2~3周
	结缔组织	产后2~3周

● 子宫恢复训练运动 ●

腹式呼吸

↓面朝上仰卧，双手放在腹部，双膝上屈，吸气至下腹部，使下腹部凸起；然后呼气，做深呼吸。每次10下，每日2～3次。

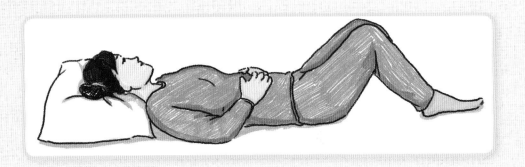

腰部用力转身

→背部挺直坐立，右腿弯曲前放，左腿自然弯曲向后放平；双臂弯曲，掌心向前上举，然后腰部用力向左后方转身，转到最大限度后再转回还原。交换左右腿位。

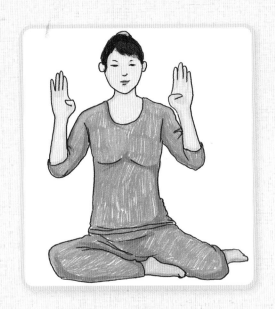

胸膝卧位

→跪于床上，并使脸及胸部尽量贴紧床面，双腿并拢，屈臂平放，头转向一侧。此动作每次保持10分钟左右，每天做2~3次，可防止子宫后倾，促进恶露排出。从产后第14天开始做，不可过早进行。

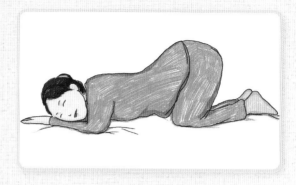

骨盆倾斜操

↓面向上俯卧，脊背贴紧床面，双手放在腰上。然后，右侧腰向上抬起，扭向左侧，停两秒钟再恢复至原来状态；然后抬起左侧腰，扭向右侧，左右交替进行。每次5遍，每日3次。注意不能屈膝。此动作可使腰部变得苗条。

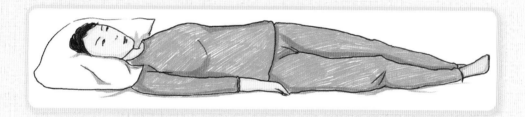

子宫恢复操

↓面朝下趴着，枕头放在腹部下，脸侧向一边，保持自然呼吸。即使这样睡着也没关系。早晚各做45分钟。可以防止子宫后位，促进子宫恢复到正常的位置上。

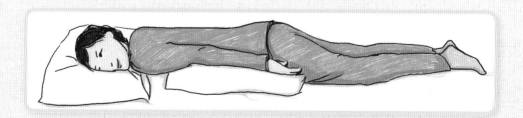

第二节 阴道要"紧"练习

●呵护会阴伤口●

会阴部是指阴道与肛门之间几厘米的狭窄区域，它是胎儿从新妈妈腹中娩出的下出口部。

自然分娩中撕裂与侧切手术都会给会阴留下伤口，成为细菌感染的主要通道，进而引发生殖疾病。在月子中呵护会阴，一定要注意以下五点：

保持清洁

不论是自然分娩留下的，还是切开的伤口，一般都可在3～5天愈合，每天要用温开水冲洗会阴部两次；为防止伤口污染，排便后应该由前向后擦，还需再次冲洗，然后用消毒棉擦拭冲洗外阴；注意勤换卫生护垫，避免湿透而浸湿伤口，造成感染。

防止便秘

新妈妈要在会阴恢复的1周内，最好进食少渣饮食，如牛奶、蛋藕粉、藕粉、蛋汤、米汤、稀粥等半流质食物，以防形成硬便难以排出，影响会阴伤口。便秘时，多吃些香蕉有利于通便，或用开塞露或液状石蜡润滑，不可迸气用力扩张会阴部，解便时宜先收敛会阴部和臀部，然后坐在马桶上，可有效地避免会阴伤口裂开。

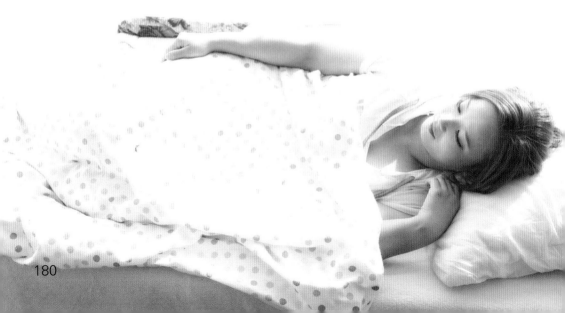

注意动作

　　尤其是拆线后前2~3天，避免做下蹲、用力动作；坐立时身体重心偏向右侧，既可减轻伤口受压而引起的疼痛，也可防止表皮错开；避免摔倒或大腿过度外展而使伤口裂开。不宜在拆线当日出院，伤口裂开多发生在伤口拆线的当天，回家后伤口裂开会给处理带来麻烦。

采取右侧卧位

　　产后最初几天，新妈妈宜采取右侧卧位，可防止恶露中的子宫内膜碎片流入伤口，形成子宫内膜异位症，也可以促使伤口内瘀血流出，不致内瘀而形成血肿，影响愈合。待产后4~5天伤口长得较为牢固，恶露难以流入时，便可以采取左右轮换卧位。

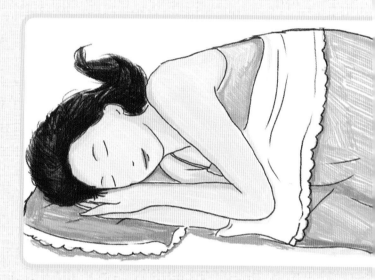

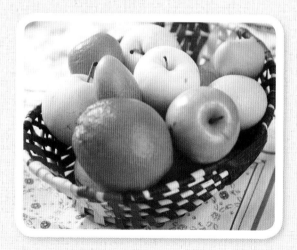

注意饮食

　　注意营养均衡，除细粮外应吃些粗粮，多吃新鲜蔬菜和水果，多喝猪蹄汤等汤饮，补充蛋、瘦肉，促进伤口修复；除了严禁辛辣及刺激性食物外，在伤口未愈合前要少吃鱼类。这是因为鱼中含有的有机酸物质，具有抑制血小板凝集的作用，不利于伤口愈合。

●骨盆肌肉恢复运动●

腹肌及臀部锻炼

仰卧床上，双腿屈起，以双手及两足支撑，向内翘起骨盆部；在抬头的同时，用力收缩臀部。从产后第四天至第六周周末进行锻炼，有利于恢复松弛的腹部及臀部，减少脂肪堆积。

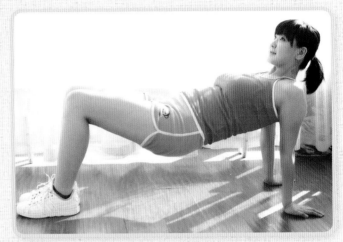

俯撑骨盆

骨盆摇动也可以有效地减轻背部的疼痛；在做动作时，可以让宝宝看着自己：双膝着地，双手支撑地板，背部保持平坦，收缩腹部的肌肉，并拱起背，有如正发怒的猫一般。头部与背部保持水平状，然后，放松并恢复至原状，试着避免让背部在维持平直之前放松。为加强背部肌肉，只要做以下的运动就可以办到了：保持背部平坦，低下头来，开始伸直一只脚，保持一只脚与背呈直线，不要过高；弯曲膝盖，同时将之置于地板上，让头部回到中心位置。重复6~8次，然后，换另一只脚做6~8次。

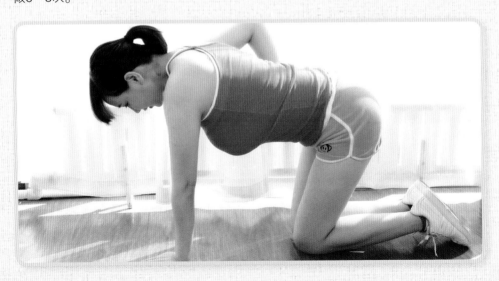

仰卧支撑

这是对于产后恢复非常有益的运动：这种运动有助于使姿势正确，在剖宫产后，也有助于减轻新妈妈疼痛。

仰卧，屈膝，脚掌贴于地面，双手置于背部，同时感觉到轻微的空隙。深呼吸，随后再慢慢吐气，同时将背部的肌肉平贴在地板上，压在手上。停留4秒钟，然后放松，重复10次，使肌肉的力量增强。这动作渐渐地能做得越来越久。当你对这种运动熟练的时候，可以坐着或站着，以减轻背痛。在做这个运动的同时，也可以做骨盆收缩运动。

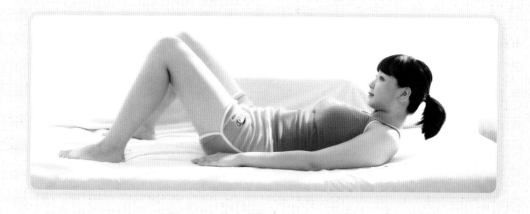

举腿缩阴操

新妈妈靠床缘仰卧，臀部放在床缘，双手把住床沿，以防滑下，然后把双腿挺直伸出悬空，慢慢合拢，向上举起向上身靠拢，保持双膝伸直。当双腿举至身躯的上方时，双手扶住双腿，使之靠向腹部，然后慢慢地放下，双腿恢复原来姿势。如此反复6次，每天1次。

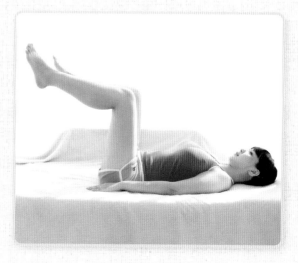

第三节 乳房保健行动

● 做好**乳房护理** ●

做好乳房护理，更好地哺喂母乳，以后乳房的恢复也是非常重要的。新妈妈要想坚持母乳喂养宝宝，会遇到很多意想不到的困难。因此在产后要注意乳房的保护，避免乳头损伤及乳腺炎的发生，做个"挺"美妈妈。

哺乳期正确喂奶

在哺乳期内，妈妈要采取正确的哺乳方法，两边乳房要交替喂奶，当宝宝只吃空一侧乳房时，新妈妈要将另外一侧的乳房用吸奶器吸空，保持两侧乳房大小对称。同时在喂奶时不要让宝宝牵拉乳头，还要避免乳腺炎的发生。

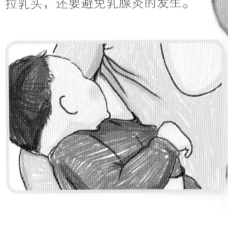

及时挤奶

宝宝吃饱后要及时将剩余的母乳挤掉，清空乳房，利于下一次哺乳时能够重新积聚母乳，对乳房保持坚挺、对称也非常重要。选择双手挤奶和单手挤奶都可以。

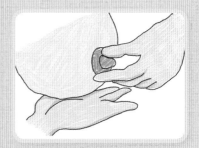

双手挤奶：一只手放在乳房上方，另一只手包住乳房，操作时注意不要揉搓乳房。一点点移动双手，同时向乳头方向按压，以感觉不疼痛为度。

单手挤奶：用一只手掌包住乳房，将拇指和示指放在乳晕上。然后上身保持向前稍斜，放在乳晕上的拇指和示指同时用力向乳房内部直接按压。一定要避免用手抓伤乳头！

选择正确的胸罩

由于乳房的大小及重量的增加，应穿着合身、舒适的棉质胸罩。每天应更换干净的内衣；如果使用胸垫来防止乳汁渗出浸湿衣服，应避免选购有塑胶边或支撑的胸垫。每次喂奶后或湿透时即应更换胸垫。记住在穿上胸罩之前最好先让乳房风干一下。

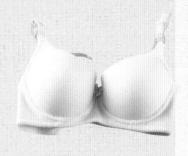

清洁护理

在沐浴时，使用莲蓬头冲乳房，最好进行冷热交替喷洒，冷热的交替刺激有助于提高胸部皮肤张力，促进乳房血液循环。在正常哺乳结束后，要用温清水将乳房和乳头擦拭干净。切忌使用香皂和酒精之类的化学用品来擦洗乳头，则会因乳房局部防御能力下降，乳头干裂而导致细菌感染。

●产后乳房自救操●

平伸屈肘

→直立，双腿分开，双臂和肩部齐平，先向两侧平伸，然后向前弯屈，双手中指接触，手掌向下，回到开始状态。重复8～16次。

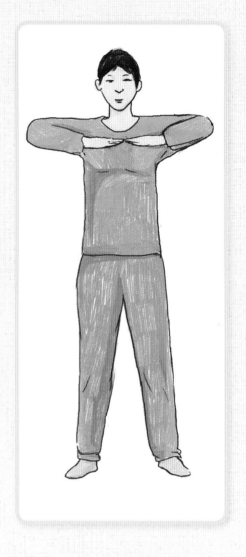

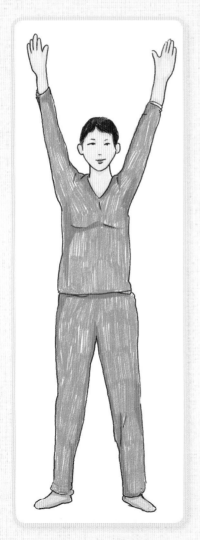

伸展手臂

←靠墙壁站立，举起双臂尽量往上伸展，然后轻轻放下手臂。注意脚跟不可抬起。

交替出拳

双手握成拳头，左右手轮流向正方击出，当一只手往后拉回的刹那，乳房一带会感到特别紧迫，此运动有助于乳汁的顺畅。

扩胸运动

→站立握铃：双腿分开站，双手紧握哑铃（可用矿泉水瓶代替），上半身略向前倾，背部和颈部保持挺直。然后把哑铃向上抬举到胸前，抬起时吸气，放下时呼气。

↓屈臂举铃：双腿合并，腰背挺直站立，上身略微前倾，伸开双臂向后摆到最大限度，停留5秒钟，还原。重复6次。

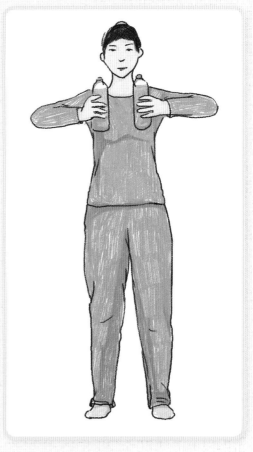

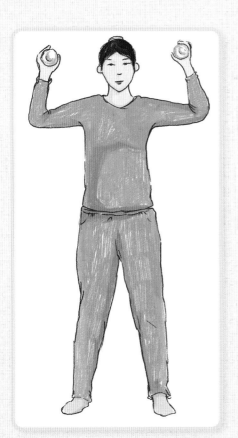

上斜推举运动

双手紧握哑铃侧举双臂，注意向上推时要呼气，手和肘关节则保持微屈，推至最高点停留两秒钟；放下时手臂弯曲成90°角，然后重复12次。

第四节 完美身材从月子开始

●好身材要从注意小细节开始●

月子期间要使用腹带

新妈妈在生育后，腹部会松弛，很容易下垂，肌肉弹性降低，这样的腹部使新妈妈形象大打折扣，同时摇摇欲坠的腹部也给行动带来不便。这时就需要穿具有一定收腹作用的腹带，腹带的上端高过肚脐，这样腹部肌肉通过外力收紧，不至于下垂。即使穿上职业装，也一样显得好看。但腹带只具有收腹作用，不使用时，腹部又会松弛。

适当控制饮食

传统的坐月子总是吃许多高热量饮食，又不运动，从而造成产后肥胖。因此坐月子期间，不要吃得过多，避免营养过胜，脂肪在体内堆积，要合理安排饮食，既要吃肉类也要进食蔬菜、水果，保持营养均衡，并适当运动。

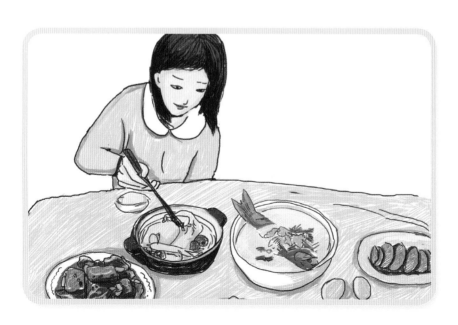

小动作造就好身材

拎包时：女性外出一般都会携带提包，在不妨碍别人的情况下，可以把它当成"微型运动器械"前后甩动，这种甩提包的动作可以锻炼手臂肌肉。但要注重假如提包过重就不要前后甩动了，不然，不仅轻易拉伤肩关节，还可能打伤四周的路人。

等电梯时：等电梯的一段时间，也不是无事可做。可以利用这段时间进行收腹练习。将注意力集中在腹部，全力收紧，感觉仿佛肚脐贴近后背，坚持6秒钟后还原。

坐车时：妈妈可以轻松地做做运动。腿成90°摆好，脚跟固定不动，脚尖上下反复摆动，这个动作可以锻炼小腿肚的肌肉，让小腿线条更匀称。同时，坐着的时候还能够锻炼腹肌，双腿并拢抬至离地面约5厘米的高度，将腿悬空，尽量保持这个姿势，能坚持多久就坚持多久。

站在公交车上：因为站着也能做很多小动作，用手拽住车上的吊环，时而用力握紧，时而放松，反复做，可以让手腕变细。

双手抓紧吊环，双脚微微打开，将身体前倾，此时能感觉腹部肌肉紧绷，可以锻炼腹部肌肉。

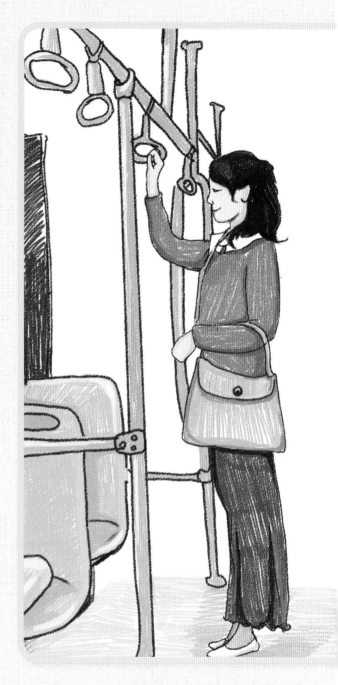

● 重塑 **美腹操** ●

腹肌操

面向上平躺，双腿屈起，双手放在背后，使后背拱起。轻轻用力收缩腹部肌肉，不要憋气，用力使身体恢复平直。此动作每日数次，每次5下。可收缩腹部肌肉。

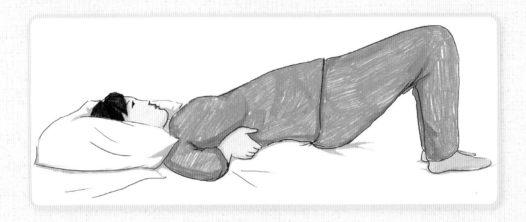

有氧运动可以帮助身体消耗热量。开始训练时可以在8分钟左右，逐渐增加到15分钟，强度要保持在中度。动作不要复杂，容易完成，熟悉动作可以改善动作的质量，提高效率。在一节训练快要结束时更应该强调强度。训练中间，动作强度也应该大一些，但这需要小心地监护。

骨盆摇摆

仰卧，屈膝，脚掌贴于地面。吸气、吐气均匀，同时，腹部肌肉用力，然后做骨盆摇摆运动。

使肌肉紧紧地收缩，并维持脚掌平贴于地板上的姿势。滑动双腿，往两边移动。试着让背部保持仰卧的状态。当背部与地面开始有空隙的时候，再将双腿并拢，弯曲膝盖，同时压缩腹部。然后，再重复进行这个运动。最初，因为腹部肌肉无力，所以双腿张开的程度并不大。但是，当腹部肌肉越来越有力时，双腿张开的角度也会越来越大。

收紧和张开腹肌

1. 假如腹直肌有很大的裂口，应该交叉双臂，环绕着腹部左手在右边，右手则在左边，置于腰部部位。

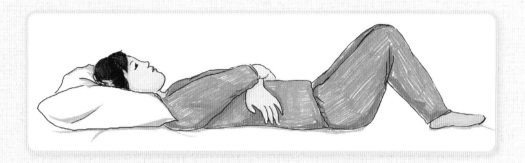

腹肌的训练可以帮助雕塑体形，训练时如果速度减低或改变身体的姿势，锻炼持久力，则可以通过增加重复次数来提高强度。

2. 在抬起头部的同时，双手尽量用力地带动头部向双膝中间拉近。

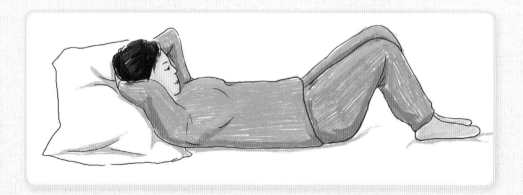

●轻松恢复纤细玉臂●

5分钟瘦臂操

　　↓双臂直平举：双脚与肩同宽站立，向前出拳。之后呼气，将上身尽量前倾至最大限度；吸气，再把两臂向后摆，重复15～20次。

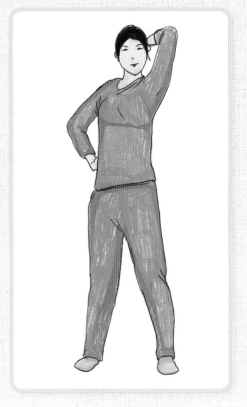

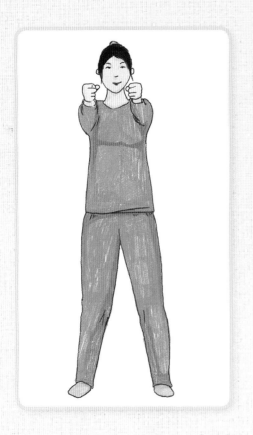

　　↑左臂后抬：上身直立，左手持哑铃，右手自然放松叉腰；左臂向外伸直，呼气，左臂抬高伸直与肩在同一水平线，再向头后弯屈，注意保持肱二头肌不动；左右臂交替各20次。

单臂前屈：手持哑铃，把右手臂提高伸直，并向内弯曲，约成45°；左右手臂交替重复20次。

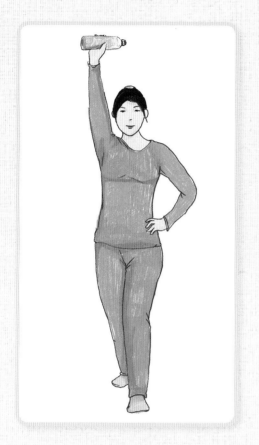

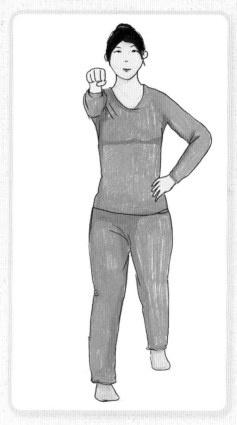

↑弓步举臂：转变站姿，脚呈前后弓字步，上身前倾；然后手持哑铃，右臂重复向上提升放下，以拉动肱二头肌；左右手交替重复20次。

↑弓步出拳：右腿向前迈一步后，随之右臂屈肘并向前打出，而另一只手臂弯曲，收于腰间，以上四节动作连续完成，然后再左右手臂交替练习。

手臂环绕

↓落臂下蹲：弯曲右手臂，用右手托住左臂。当放下手臂的时候，弯曲膝盖。同时，当手臂向上举时，伸直膝盖。恢复原来的姿势，左手臂的运动重复进行4次。然后，换右手臂再重复4次。

↓右臂上举：双脚分开站立，脚尖微微向外，将重心平均置于双脚上。要确定臀部和腹部已经收紧，然后，右手臂高举过头顶。

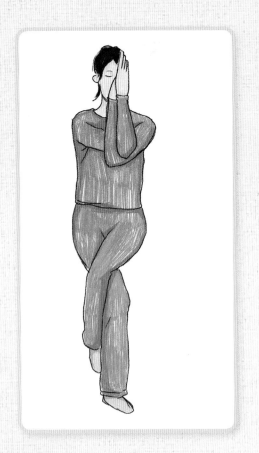

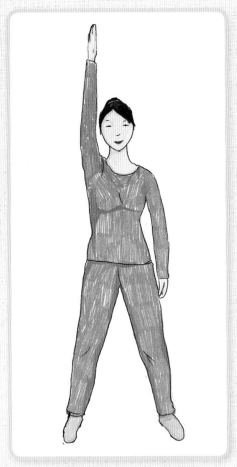

●恢复娇翘美臀●

转臀运动

↓动作：身体躺卧，手肘平放于地、双脚合并、屈膝，双膝向左下压地板，再向右下压地板。

功效：可促进血液循环，使臀部肌肉恢复弹性。压双膝时，脚尖应尽量定足不动，这样功效较佳。

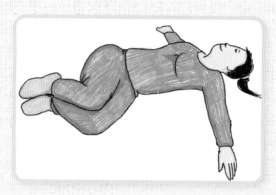

爬行运动

↓动作：手撑起上半身，双脚屈膝，趴于地上，类似擦地状。妈妈可用护膝，避免受伤。

功效：也可借出汗将"囤积"体内的水分排泄掉，恢复臀部肌肉弹性。

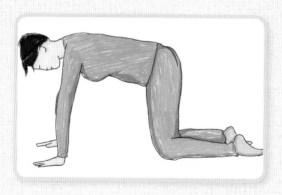

美臀运动

动作：平躺在床上，双手抱左膝，将左膝靠向腹部，再换右膝。或以手抱双膝，同时靠向腹部。

功效：两腿可以交换做，也可以同时做，可美化臀部并收缩小腹。

● 塑造**完美大腿** ●

使用弹力绷带或医用弹力套袜

动作：身体躺卧，手肘平放于地、双脚合并、屈膝，双膝向左下压地板，再向右下压地板。

功效：可促进血液循环，使臀部肌肉恢复弹性。压双膝时，脚尖应尽量定足不动，这样功效较佳。

做双腿健美操

动作：脚尖向外站立，腰背挺直，双腿叉开微屈，与肩同宽；双手向前，双腿微屈下蹲，上身仍然保持挺直。

适当的运动能够有效改善腿部曲线，增强腿部肌肉力量，可减少水分囤积，消除水肿。这套双腿健美操新妈妈可以在产后第五天开始！

●美丽，别忘了脚●

怀孕时准妈妈往往足部肿胀，而在分娩后肿胀消除，就会显出皮肤松弛，脚形走样。穿起凉鞋或拖鞋，脚跟与肢踝暴露出来，如果不注意呵护，也会影响妈妈的美好形象。

选一双适合自己的鞋

脚部角质是身体最粗厚的地方，而穿凉鞋会使足部的肌肤变得越来越粗糙，脚后跟是与鞋子接触的地方，经常摩擦会长出硬皮和老茧。除此之外，平时穿惯高跟鞋的脚还会因重心集中足掌，导致大小脚趾变形和肿胀，所以，想要呵护双脚，选一双适合自己脚的鞋是根本。

定期清洁保养

花30分钟时间美化新妈妈的双脚，就可以把粗硬的脚跟、死皮、受损变厚的脚趾统统变得美观如意。以下步骤每天进行1次，1周后就可以让你拥有一双柔嫩美足。

步骤	清洁滋润保养方法
步骤一	修剪脚指甲每周1次，脚指甲的形状以方形最为恰当，把它们修成椭圆形或尖形，可能会造成趾甲生长方向错误而嵌入肉里。剪好之后要用锉刀轻轻磨光，但要顺着同一个方向磨
步骤二	清洁浸泡，软化角质，去除角质前先将脚泡在温水里，既软化了硬角质又有助于血液循环
步骤三	利用浮石将脚跟、脚底、大脚趾下面的硬茧部位磨一下，去除角质化的硬皮与硬茧
步骤四	滋润足部皮肤，用乳液滋润、按摩双脚，还可以定期做1次蜡膜护理
步骤五	穿鞋前可先喷上保持足部干爽的喷雾，避免出汗滋生细菌及足部异味的产生

第五节 重新呵护受冷落的秀发

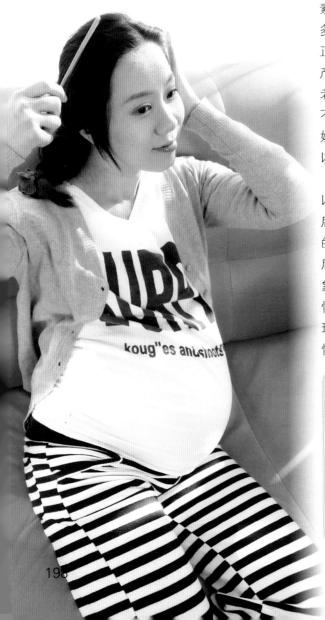

●产后脱发勿担忧●

产后脱发，其根源在于孕期雌激素水平的变化。怀孕后，雌激素分泌增多，导致毛发更新缓慢，很多应在孕期正常脱落的头发没有脱落，一直保存到产后。产后雌激素水平下降到正常，衰老的头发就会纷纷脱落，造成部分头皮不长头发的现象。多半产后脱发会在分娩后2～3个月中发生，但到3～6个月以后就会恢复正常了。

如果分娩时精神恐惧、情绪波动以及产后劳累等，亦会使脱发加重。产后脱发一般不会形成弥漫性脱发，脱发的部位大多在头部前1/3处。随着分娩后机体内分泌水平的逐渐恢复，脱发现象会自行停止，一般在6个月左右即可恢复。因此，产后脱发是正常的生理现象，新妈妈不必为此而过度担忧或恐惧，但护发措施也要做好。

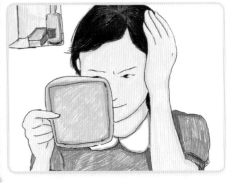

● 饮食调治产后脱发 ●

在饮食上，注意平衡膳食，多食新鲜蔬菜、水果、海产品、豆类、蛋类等，以满足身体和头发对营养的需要。应多补充蛋白质。食疗对于防治产后脱发效果颇佳。头发最主要的养分来源即是蛋白质，所以，新妈妈产后的饮食除应注意营养均衡外，可多补充一些富含蛋白质的食物，如牛奶、鸡蛋、鱼、肉等。

● 洗发力度宜适中 ●

需注意的是，洗发次数较多的新妈妈，或发质为中性、干性的新妈妈，应使用化学性质温和的洗发露，以防头发的油质保护层被破坏，使头发变得枯干。洗发次数少，或头发为油性的新妈妈，应使用去污效果好的洗发精。

洗发后需营养涂养

洗发后最好涂抹适量含有蛋白质的护发乳，防止发梢分叉、干涩，以保持头发的光滑柔顺。提醒新妈妈，在用护发乳时，最好涂在头发的发稍或发尾处，这样效果才佳。在洗发时不可用力抓挠，应用指腹轻轻地按摩头皮，来促进头发的生长与脑部的血液循环。

水温要适宜

多数人都偏好用较热的水洗发，以为水温越高，洗净效果越好。尤其是头皮较痒的时候，用热水洗起来非常舒服。其实洗发时所使用的洗发精足以洗净头皮及发丝间污垢。

如果水温太烫，反到会致使头发干涩，而且也会把头皮分泌的滋润脂质一并洗掉，如此一来发丝失去了光泽，头皮容易紧绷、发痒。

第六节 产后战痘祛斑一点通

●祛斑选择 治本不治标●

保证睡眠

　　每天保证充足的睡眠时间，产后新妈妈应该保证每天7～8小时的睡眠时间。这里说一点，相信所有的新妈妈听后就会倍加重视睡眠质量了，研究发现，在产后6个月的新妈妈中，睡眠时间少于5小时者与睡眠时间保证7小时以上者相比，前者无法减重到孕前状态的概率是后者的两倍。

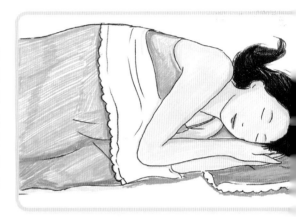

日常饮食也要注意

　　多吃富含维生素E、维生素C，以及蛋白质的食物，如茄子、鲜枣、薏米、核桃、花生米；肉类要吃瘦肉；多喝牛奶。维生素C也是美容的一大法宝，可大大降低黑色素的产生，让新妈妈的脸蛋儿变得粉嫩粉嫩的！

尽量避免在高温的环境下活动，因为高温更会刺激黑色素的产生。尤其是在夏季的时候，外出时间不要太长，以免受到高强度的紫外线照射。每次外出经历日晒后，回家要先清洁面部，保证肌肤水分充足。

吃剩果蔬变宝贝面膜

果蔬面膜祛斑法已经不是什么新鲜方法了，虽然古老，但我们还是应该了解它的原理。用果蔬来做面膜是为了汲取天然植物中的精华，如丰富的维生素、天然养分、水分、微量元素等。再加上新鲜的水果、蔬菜本身就是可以吃的材料，所以使用它们来敷面会更加安全和健康。可以大大增加肌肤的弹性和光泽。尤其是果蔬汁的美白效果可不是广告中吹嘘的哦！是真的有快速、有效的美白作用。

白萝卜美白：新鲜的白萝卜主要是有补充水分的作用，让肌肤喝饱水，美白还是难题吗？

方法：将白萝卜洗净，榨汁，用汁水轻轻拍打脸部；每天早晚洗漱后进行就可以了。

黄瓜滋润：黄瓜汁能美容，也有洁肤美白的作用，黄瓜捣碎敷面可以舒展皱纹，防止皮肤老化。治疗皮肤晒伤和炎症，使皮肤变得更富弹性。

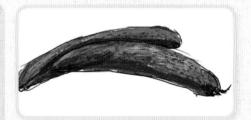

方法：将黄瓜用榨汁机搅拌成细泥状，然后加入1小匙面粉和配方奶（也可适量加入少许珍珠粉，或用珍珠粉代替面粉），拌匀，再用涂抹棒将其均匀地涂抹在脸上，坚持15~20分钟后用清水洗净。

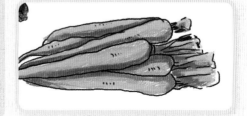

●赶走痘痘不是问题●

分娩后应该好好整顿肌肤，新妈妈一起来针对青春痘、妊娠纹、产后掉发、色斑等产后皮肤问题做修复的工作吧。

保证睡眠

每天保证充足的睡眠时间，产后新妈妈应该保证每天7~8小时的睡眠时间。这里说一点，相信所有的新妈妈听后就会倍加重视睡眠质量了，研究发现，在产后6个月的新妈妈中，睡眠时间少于5小时者与睡眠时间保证7小时以上者相比，前者无法减重到孕前状态的概率是后者的两倍。

海带敷面法

在市场上买那种最常见的干海带，用水泡开后，再清洗干净，因为多数海带上面都会附着精盐。将清洗好的海带放在痘痘严重处，敷面15分钟后，清洁面部即可。

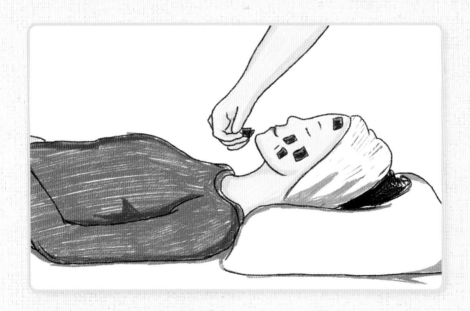

新妈妈对付痘痘的招数

虽然引起黑色素增加的原因很多，大致可分为内在和外在两方面。外在包括紫外线或化妆品，内在则与激素变化或精神方面有关。

序号	战痘7妙招
1	产后要勤洗脸，每天都要用卸妆液（不管有没有化妆），并且去油能力强的中性洗面乳、洗面皂清洁，一天最少两次。洗完脸可用收敛性化妆水或清爽性的柔软水擦拭，每周使用一次去角质清洁面膜来清洁毛孔
2	一款补水又不含油分的面霜千万不可少。如果脸上已有青春痘，就要避免使用粉底、化妆品，有的人想以粉底来掩饰，这样反而会造成痘痘越长越多
3	多喝开水、多吃含有维生素C的水果、蔬菜。但要注意容易长痘痘的人尽量少吃感光蔬菜，如芹菜、香菜、白萝卜之类的感光蔬菜会使色素沉着更深。而含维生素C丰富的番茄、猕猴桃、卷心菜等蔬菜、水果都有利于抑制黑色素。同时，还要注意肠胃是否排泄正常
4	没事不要用手去碰脸，因为手上不但容易携带细菌，还会因为东西的触碰而刺激产生不必要的青春痘
5	连续的熬夜导致肌肤的新陈代谢受到扰乱，痘痘在这个时候就很容易冒出来，这种痘痘最多出现在额头部位，配上一张睡眠不足的蜡黄的脸，当真难看得可以！所以睡眠一定要充足，放松心情，避免肝火上升，造成激素失调
6	养成每日排便的习惯，多运动，作息正常，或是多喝优酪乳来改变肠道的易菌生态
7	防晒是大事，特别是对于留有痘痕的皮肤。紫外线会加重加深色素沉着，如果新妈妈不想痘印颜色越来越深，最好出门前擦上防晒露抵挡阳光。新妈妈坚持一段时间就会发现经过以上的努力，痘痘越来越轻，痘印越来越淡。如果新妈妈坚持得好，很有可能使色素消减得看不出来

第七节 你和他的"亲密"计划

● 不要过早进行**性生活** ●

有的新妈妈会误认为，生完宝宝后只要恶露消失了，就可以开始性生活。殊不知，过早进行性生活，会对身体的康复非常不利。

造成撕裂大出血

新妈妈身体内的雌激素水平低，阴道黏膜平坦，性兴奋启动慢，阴道分泌物较少，阴道内干涩并弹性差。提早开始性生活，容易损伤阴道，甚至造成撕裂大出血。

延长恶露排出

新妈妈在产后10天左右宫颈口才开始关闭，胎盘附着处的子宫内膜，正常情况下需要6~8周才能完全愈合。因此，提早进行性生活容易将细菌带入，影响子宫内膜创面的愈合，延长恶露排出的时间，导致许多妇科疾病。

影响伤口愈合

新妈妈如果有会阴裂伤、会阴侧切术等，过性生活时会发生疼痛、出血及其他现象，从而影响伤口愈合。

● 产后"第一次"需小心翼翼 ●

新妈妈在分娩过程中，生殖器官大多都有或轻或重的损伤，加之产后要排恶露，因而更需要较长的时间恢复，在产后6周以后，新妈妈的身体才基本恢复。在这期间应该绝对禁止性生活。爸爸千万不要鲁莽行事，在新妈妈身心做好充足的准备后进行性生活，才有利于身体尽快康复，才能使性生活"如鱼得水"。

身体检查

在产后6周即42天后，爸爸要陪伴新妈妈去产科进行全面检查，特别是对生殖系统进行较为细致的检查。如果生殖器官复原得很好，恶露全部干净，会阴部、阴道及宫颈的伤口已经完全愈合，才可考虑最佳"亲密"时机。

心理准备

许多新妈妈在分娩后都会感到自己没有魅力——体态臃肿，阴道干涩，护理宝宝的疲累，而难以产生性生活的欲望。这时爸爸要多加安慰、鼓舞，使新妈妈恢复自信，解除心理障碍。当新妈妈对性生活缺少兴趣、反感或有很多疑虑时，丈夫不应加以强迫，直到她的心里感到舒服再开始。

名称	助"性"食物
芹菜	芹菜中含有雄酮成分，具有让神经兴奋、抵抗衰老的功效。有助于提高新妈妈生殖系统的活力，增强性欲
香蕉	香蕉富含B族维生素，有效促进会阴处血液循环，以提高女性高潮质量。另外，香蕉中的蟾蜍色胺可以刺激大脑皮层，提高兴奋点
巧克力	都说巧克力是爱情的甜蜜素，真的不假，特别是黑巧克力，可以刺激末梢神经，加速血液流动，使之充分释放制造性欲的激素

温柔前戏

新妈妈身体内的雌激素水平低，阴道黏膜平坦、皱襞少，性兴奋启动慢。因此，阴道分泌物较少，阴道内干涩并弹性差。因此，产后第一次"亲密接触"时，行事前丈夫最好先多一些浪漫温柔的"事前戏"，如耳语、亲吻及爱抚等，刺激雌激素分泌，感到阴道干涩时，也可使用润滑剂或润滑膏。

动作轻柔

在过性生活时，爸爸一定要动作轻柔，不要急躁，需等润滑液分泌多一些才行。以免动作激烈引起会阴组织损伤、出血，特别是新妈妈患有贫血、营养不良或阴道会阴部发生炎症时。

安全避孕

第一次性生活要注意使用工具避孕，不但可以保护新妈妈脆弱的阴道不受感染，也不会影响宝宝哺乳。

关注异常

第一次性生活后，如果发现新妈妈阴道出血，应立即去咨询医生，不要因为难为情而草草止血了事，延误治疗。

● 产后性爱 **如何调试** ●

在产后这段时间，夫妻应互相理解、体谅与合作，等待身体完全恢复后再开始性生活。妻子不要因为有了宝宝而冷落了丈夫，在保障健康的情况下，适当地安排好性生活。在性生活初期，虽然生殖器官基本恢复但有失调感，所以常常难以形成非孕期那样的和谐气氛，这是正常的，夫妻双方都不要因此而失望；更不能错误地认为以后的性生活就这样了。女性一旦生了宝宝，阴道就变软了，还需要一段时间恢复原状。

序号	产后性生活调试
1	改变做爱姿势，采用让产后女性感觉比较舒适的姿势
2	用润滑剂，以减少阴道干燥所造成的不适
3	尽量避免在精疲力竭时亲热。应该先养精蓄锐，蓄势待发。新妈妈可以尝试在不同时间做爱，晚上上床睡觉前如已经觉得劳累，就不要勉强，不要给彼此造成压力，而导致无心去充分享受性爱之乐
4	产后，如果妻子在性爱时仍感到不适，可以采用其他方式来满足丈夫。如共同看A片，用手等都可以使丈夫获得满足
5	总是让他占主动肯定会影响他的兴趣。既然这种两性之战是两个人的事，新妈妈就没有必要老让他充当发起战争的"元凶"，新妈妈也可以瞅准时机，对他主动出击

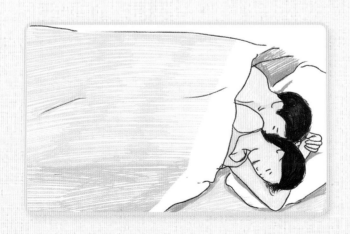

● 避孕要与**性爱同行** ●

产后月经的恢复每人都不同，有早也有晚，难以预测，虽然母乳喂养的新妈妈月经的复潮较晚，但并非可高枕无忧地享受性爱而不用避孕，而且即使母乳喂养期间，亦有人能怀孕。

工具避孕

产后由于新妈妈生殖器的损伤还没有完全恢复，为了防止新妈妈的产褥期感染，最好用工具避孕，即男用和女用避孕套。用避孕套避孕在产后性生活中被列为首选，但长期使用亦可加工具避孕。使用这类工具，有防止性传播疾病传染的作用。

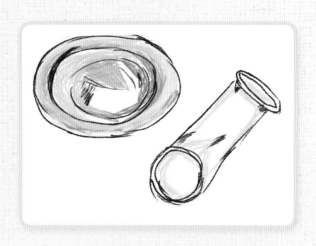

外用避孕药

外用避孕药是通过溶化后产生杀死精子或是形成油膜、泡沫，使精子失去活动能力，而起到避孕的作用。它的优点是使用方便，不影响内分泌和月经，如使用正确，效果也很好。它的缺点是避孕效果维持时间短，一般是一到数个小时，另外，要求在性交前将药物放入阴道的深处，待三五分钟药物溶化后才能性交，如果掌握不当则影响避孕效果。

还有一些女性在使用后会出现白带增多、阴道瘙痒、轻微的烧灼或痛感。对于那些患有子宫脱垂、阴道松弛、会阴撕裂、阴道炎及严重宫颈糜烂的人则不能使用外用避孕药。

产后放置宫内节育器

宫内节育器一般是采用防腐塑料或金属制成，有的加上一种药物如可释放出雌激素或消炎痛等。子宫环有圆形、宫腔形、"T"字形等多种形态，医生可根据每个人子宫的情况选择适当的子宫环。

对于刚分娩完的新妈妈来说，由于产后的子宫正处在恢复阶段，子宫较大，宫腔较深，过早放置节育器非常容易脱落，而且易造成感染，留下后遗症。一般放置的时间是自然分娩在产后3个月、剖宫产在产后6个月以后为好。在此前的避孕可考虑用避孕套。

宫内节育器的主要不良反应为经期延长、周期缩短、不规则出血及月经血量过多且伴有贫血症状（面色苍白、乏力、心慌）如出现此种情况应及时去医院。其他不良反应还有腰、腹痛和白带增多，一般并不严重，而且随放节育器时间延长而减轻。

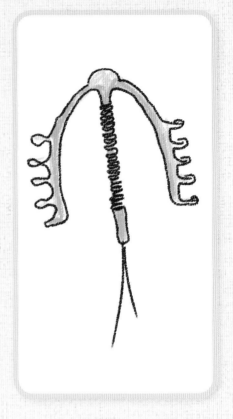

产后绝育

包括女性输卵管结扎术和男性输精管结扎绝育术。如果坚决不再想要宝宝了，绝育是安全、永久的避孕方法，但应注意的是，一定要坚持自愿的原则。新妈妈在非紧急情况下应充分知情，认真考虑后再决定，以免将来后悔或由此引起产后心理障碍。一旦施行了手术，则难以恢复。

对不适合再次妊娠的妈妈，如患有妊娠合并心脏病、慢性肾炎、高血压、糖尿病、结核等疾病，最好在产后2～3天做绝育术。此时子宫底较高，手术比较容易进行。

第八章
新妈妈必修课

第一节 新生儿的喂养

● 提倡母乳喂养 ●

母乳是宝宝最好的食物

对于宝宝来说，最理想的营养来源莫过于母乳了。因为母乳的营养价值高，且其所含的各种营养素的比例搭配适宜。母乳中还含有多种特殊的营养成分，如乳铁蛋白、牛磺酸、钙、磷等，母乳中所含的这些物质及比例，对宝宝的生长发和育以及增强抵抗力等都有益。此外，母乳近乎无菌，而且卫生、方便、经济，所以对宝宝来说，母乳是最好的食物，它的营养价值远远高于任何其他代乳品。

母乳喂养对妈妈最好

母乳喂养不仅对宝宝最好，对新妈妈也是最好的。宝宝吮吸乳头会刺激妈妈分泌催产素，这种物质可以刺激子宫收缩，逐渐恢复到孕前水平，帮助新妈妈恢复身材。同时，据相关统计调查，母乳喂养的妈妈患乳腺癌的比例较低。

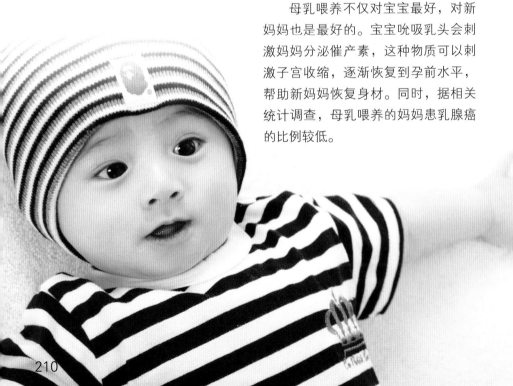

其实喂奶的姿势有很多种，都是正确的，关键是要正确地掌握方法，比如宝宝含在嘴里的乳晕，应该是下嘴唇包得多，上嘴唇包得少，乳头指向宝宝的上颚。这种姿势有两个好处：一是宝宝吸吮起来效率更高，出奶快；二是宝宝的下巴是贴在乳房上的，能帮助固定宝宝的头，吸吮起来好借力；另外宝宝的鼻子是远离乳房的，不会造成宝宝鼻孔被堵住，上不来气。只要能掌握正确的喂奶细节常识，不管是坐着喂、躺着喂、抱在怀里喂等，都是可以的。

挤奶的正确姿势是用拇指和其余的4个手指夹住乳头下的乳晕部分，轻轻地推揉，然后用拇指和其他4个手指勒紧乳房往前挤。如果是用吸奶器挤奶，一定要注意卫生，每次清洗干净后要注意消毒。

与配方奶不同的是母乳的量是没法目测的，因此很多的妈妈常怕宝宝吃不饱，怕宝宝营养跟不上会影响宝宝的正常发育，如何判断宝宝是否吃饱了？

判断方法	
从乳房胀满的情况	喂前乳房丰满，喂奶后乳房较柔软
从宝宝吞咽声音上判断	宝宝平均每吸吮2~3次就可以听到咽下一大口，如此连续约15分钟就可以说明宝宝吃饱了
吃奶后有无满足感	如吃奶后宝宝安静入眠，说明宝宝吃饱了；若吃奶后还哭，或者咬着奶头不放，或者睡不到两小时就醒，说明奶量不足
注意宝宝大、小便的次数	宝宝每天小便8~9次、大便4~5次，呈金黄色稠便，这些都可以说明奶量够了
看体重增减	足月宝宝头1个月每天增长25克体重，头1个月增加720~750克，第二个月增加600克以上

宝宝吃奶的量如何掌握

母乳喂养一个最大的缺点是掌握不好宝宝到底吃了多少奶水，宝宝是吃得太多还是不够。有些妈妈用宝宝吃奶的时间来衡量宝宝吃奶量的多少，许多医生和护士也是这么教的，但是有时宝宝吃奶时是在干吸，并没有下咽奶水，这些干吸的时间，对于判断宝宝吃奶多少是没有用的，而真正有用的是看宝宝吞咽奶水的时间。不要因为宝宝含着乳头的时间很长，就误以为宝宝已经吃饱了。每次喂奶，宝宝吞咽奶水的时间达到了十多分钟，宝宝一般就是吃得不错了。

如果宝宝还表现出饿的样子，就应该让宝宝继续吃。如果宝宝是在大口大口吞咽过程中把乳头吐出来的，这有可能是宝宝累了，要让他喘一口气，才能接着吃。如果是宝宝干吮，吞咽很少的时候吐出来，这一般表示宝宝要么吃饱了，要么需要拍嗝儿。

怎么判断乳房中的乳汁吃干净了

如果自己不太清楚宝宝到底吃净了乳汁没有，有一个判断的办法是用手挤一点奶水出来。如果奶水只能挤出一点来，甚至挤不出来，那么的确是吃净了。可以给宝宝拍嗝儿，然后给他吃另一侧的乳房。

如果用手一挤，奶水还会出来，就说明奶水还没有被宝宝吃完，拍嗝儿以后，要继续给宝宝吃这一边乳房，直到宝宝把奶水吃净为止，或直到宝宝吃饱了，拒绝再吃为止。新妈妈奶量还不稳定的时候，如果每次喂奶，两边都喂了，而且两边都软了，宝宝还想吃，那么就应该回到第一次给宝宝喂奶的乳房，继续给宝宝吃。

乳头咬破或疼痛怎么办

宝宝吸奶的力量变大，经常会弄痛妈妈的乳头，这时候若伤口感染细菌就会引起乳腺炎，因此这个月里妈妈还要注意保护乳头，不要总用一侧乳房喂宝宝。哺喂时要注意保持乳头清洁，防止宝宝过分吮吸将乳头吸伤。哺喂前要把手洗干净。在乳头咬伤的情况下，哺乳前，用冷冻过的纱布做冷湿布，将乳头围起来，可以缓解疼痛。但如果疼痛很严重，就要借助乳头保护器了。

● 乳汁不足怎么办 ●

如果宝宝每天体重增加30克，那么就说明奶水足够宝宝所需了。母乳不足可能会出现以下几种表现。

乳汁不足的表现	
1	宝宝含着乳头30分钟以上不松口
2	明明已经哺乳20分钟，可间隔不到1小时宝宝又饿了
3	宝宝体重增加不明显

● 乳汁分泌不足的原因 ●

有些新妈妈由于开始胀奶时没有及时让宝宝吸吮，后来奶再胀时，奶水就无法流出来了，原因在于人类脑下垂体受到抑制后会导致乳汁分泌减少。再者，职场妈妈每日早出晚归的，新生儿吸吮的次数不够，致使乳腺无法正常分泌乳汁。也有部分妈妈乳头短小、凹陷，因喂奶造成乳头受伤而不得不减少让宝宝吮吸的次数，造成奶量减少、奶水不足的情况。

促进乳汁分泌的方法	
1	以左手或右手的示指及拇指放在乳晕两旁，先往下压，再向两旁推开；或是以乳头为中心点，采取左右、上下对称的方式按摩
2	在洗澡时用清水洗涤乳房，但不可太过用力清洗乳头，以免引起子宫早期收缩
3	让宝宝多吸吮乳头，其实妈妈的奶水越少，越要增加宝宝吮吸的次数；由于宝宝吮吸的力量较大，正好可借助宝宝的嘴巴来按摩乳晕

●上班族妈妈**怎样给宝宝哺乳**●

让宝宝适应奶瓶

新妈妈上班前应该提前1~2周的时间让宝宝适应奶瓶，以免宝宝一时无法接受奶瓶喂养。如果宝宝拒绝奶瓶，不要勉强，可在宝宝饥饿时再进行奶瓶喂养。

准备好工具

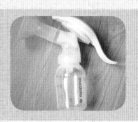

吸奶器:电动吸奶器和手动吸奶器都是上班族妈妈的好帮手，可选择方便携带的迷你款型。

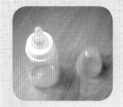

储奶容器:挤奶袋和奶瓶等储奶的容器也必不可少，选择时要注重密封性。将挤出的母乳放入事先准备好的储奶容器后，要在容器上标注日期，以方便管理。

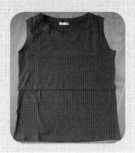

哺乳衣:哺乳衣是上班族妈妈的必备物品。要选择开口隐蔽且使用方便的哺乳衣。

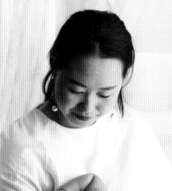

合理安排好挤奶时间

单位的远近、工作的紧张度以及新妈妈自身奶水的多少都会对挤奶时间有所影响。新妈妈一定要合理安排好挤奶的时间，一般情况下每天可挤奶3次。挤奶太频繁容易影响奶水的质量。

时间	参考挤奶作息表
9：00	开始上班
12：00	午休，利用这个空当时间，选择一个合适的挤奶地点挤奶
15：00	选择一个适当的时机挤奶
17：00	能不加班时，尽量选择不加班，最好能回家亲自喂宝宝

●乳母用药要小心●

新妈妈服用的大多数药物成分都可以通过血液循环进入乳汁，影响宝宝。由于宝宝的肝脏解毒能力差，即使母体仅仅使用非常小的治疗剂量，仍可使宝宝蓄积中毒，对早产儿更是危险。因此，新妈妈服用药物时，应考虑对宝宝的危害。

序号	新妈妈在哺乳期不能服用以下药物
1	溴隐亭可以抑制泌乳
2	抗精神病药物可影响新生儿智力发育，使肝脏受损
3	抗甲状腺药物，如他巴唑等，可造成新生儿甲状腺功能低下，影响智力发育
4	氯霉素可使新生儿出现灰婴综合征，表现为腹泻、呕吐、呼吸功能不良、循环衰竭及皮肤发灰等，还可引起贫血
5	链霉素、卡那霉素、庆大霉素可损伤听力神经和肾脏，引起听力障碍和肾脏功能损害
6	喹诺酮类抗生素药物，如诺氟沙星、氧氟沙星等，可影响新生儿骨发育
7	四环素影响新生儿牙龄口骨骼发育，造成牙釉质发育不全
8	磺胺药可引起肝脏和肾脏功能的损害
9	氯丙嗪和安定可引起新生儿黄疸

●什么情况下**不能哺乳**●

不宜进行母乳喂养	
乙型肝炎患者	HbsAg为阳性时，应暂缓母乳喂养。在宝宝出生后两小时内，进行疫苗注射，宝宝产生抗体后，妈妈就可以进行母乳喂养了
患乳房疾病	如乳腺炎等，应暂缓母乳喂养。解决的方法是：一定要在得到治疗后，再进行母乳喂养
感冒发热	发热时可暂停授乳1~2天。若只是流鼻涕、打喷嚏，可以继续授乳，但授乳时要戴上口罩
做隆胸手术	做过隆胸手术的新妈妈不宜进行母乳喂养，因为硅胶材料会使宝宝患食道疾病
患心、肾疾病	心、肾疾病严重时不宜进行母乳喂养。但若心功能、肾功能尚好，可以适当进行母乳喂养

●怎样进行**混合喂养**●

新妈妈在分娩后，经过尝试与努力仍然无法保证充足的母乳喂养，或因妈妈的特殊情况不允许母乳喂养时，可以选择一些适当的代乳品加以补充，如配方奶等。在混合喂养中应当注意以下两点：每次哺乳时，先喂母乳，再添加其他代乳品以补充不足部分，这样可以在一定程度上维持母乳分泌，让宝宝吃到尽可能多的母乳。

按照奶粉包装上的说明为宝宝调制奶液，奶粉罐的小匙有的是4.4克的，有的是2.6克的，一定要按包装上的说明调配，不要随意增减量而影响浓度。

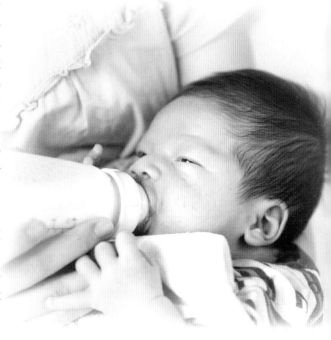

●溢乳怎么办●

　　溢乳是指喂奶后随即有1~2口奶水流入嘴里或从嘴边漾出，也有少数情况是因为乳母在喂奶后不久给宝宝换尿布而引起的。这是因为新生儿胃的位置呈水平位，贲门括约肌也较松弛，一旦摄入奶量稍多，即可发生溢奶现象。随着宝宝年龄的增长，胃的位置逐渐变垂直，贲门括约肌肌力加强，溢奶次数就会逐渐减少，七八个月时停止。

防止溢乳的方法：拍嗝儿

　　宝宝在3~4个月大之后，不仅可以很好地掌握吸吮技巧，而且贲门的括约肌收缩功能也已发育成熟，所以吐奶的次数也就会明显减少了。而在此之前，每次喂奶后最好还是要帮助宝宝拍嗝儿。帮助宝宝拍嗝儿的方法：

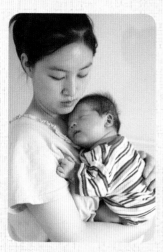 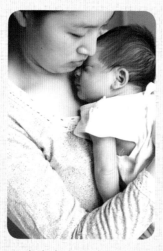 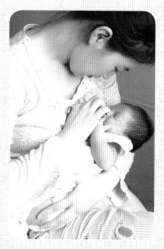

1．喂奶后，竖着抱起宝宝，将宝宝的下颌靠在母亲的肩上。

2．轻轻拍打后背5分钟以上，是帮助宝宝拍嗝儿的基本方法。如果宝宝还是不能打嗝儿的话，也可以试试用手掌按摩宝宝的后背。

3．支起宝宝的下巴，让宝宝坐起来。让宝宝坐在自己的腿上，然后再轻拍后背。

●吐奶怎么办●

吐奶不同于漾奶，是由于消化道和其他有关脏器受到某些异常刺激而引起的神经反射动作，呕吐时奶水多是喷射性地从嘴里甚至鼻子里涌出的。

吐奶的原因

1. 新生儿或小宝宝呕吐与其消化道解剖、生理特点有很大关系。新生儿胃容量小，呈水平位，而且胃的入口贲门括约肌发育良好，出口紧入口松，奶水容易反流引起呕吐。

2. 一旦遇到喂养和护理不当，如喂奶次数过多、喂奶量过大，乳母乳头过大、凹陷，或用奶瓶喂奶时橡胶奶头孔眼过大，都能致使宝宝吸奶过急。

3. 喂奶后让宝宝平卧，或者过多、过早的翻动宝宝，都容易引起宝宝吐奶。

4. 一些疾病也可以引起宝宝吐奶，如食道和胃肠道的先天畸形、肠梗阻；新生儿患脑膜炎、败血症和其他感染也可能发生吐奶，这些疾病引起的吐奶较剧烈和频繁，而且不是一两天能恢复的。

吐奶的预防方法

1	不要让宝宝吃得太急，如果奶胀喷射出来，会让宝宝感到不舒服
2	如果宝宝吐奶了，上身应保持抬高的姿势。一旦呕吐物进入气管会导致窒息
3	补充水分要在呕吐后30分钟进行。宝宝吐奶后，如果马上给宝宝补充水分，可能会再次引起呕吐。因此，最好在呕吐后30分钟左右，用勺先一点点地试着给宝宝喂些白水

什么情况下需要看医生

宝宝吐奶，其实没什么好担心的。但宝宝吐奶后的精神状态和身体状态却是需要我们多加留意的。在呕吐得到缓解后，如果宝宝还有精神不振、只想睡觉、情绪不安、无法入睡、发热、肚子胀等现象，则可能是生病了，应该看医生。

●挤多少次奶合适●

有些新妈妈在上班前先挤好乳汁并储存，还有些新妈妈在前一天预先挤足够的乳汁留给宝宝隔天吃。

通常新妈妈都在早、晚各挤一次，以备白天不在时有足够的奶留给宝宝。

还有些新妈妈在喂奶以后，会再挤出30~60毫升的乳汁出来备用。

其实挤奶的次数要看新妈妈离开宝宝多久而定。

通常最好不要超过3个小时再挤奶，如果宝宝刚出生不久且喂的次数较频繁，那么挤奶的次数就要更多，新妈妈才不会有胀奶的痛苦或者出现溢奶的现象。

如果奶水开始在不适当的时候滴出来时，可用手臂稍微施力压住乳头1~2分钟，但这种方法不能常用，最好是挤点奶水出来。以后胸部会自然调节乳量，不会再有漏奶现象。

●如何喂储存的母乳●

母乳冻过便会出现沉淀，所以需轻轻地摇匀。热母乳时，要用流动的温水冲几分钟，使其达到室温，千万不要直接放在火上或微波炉内加热，以免破坏养分。

溶化冷冻的母乳，需放进流动的冷水里，逐次加入热水直到溶解至与室温相同。

假如宝宝在妈妈下班快到家前就饿了，可以先喂一点儿，等妈妈回来最好亲自喂宝宝。温热过的母乳不可再冷冻。如果停电要赶快把冰箱的奶吃掉或丢掉。

●宝宝呕吐后如何喂奶●

宝宝刚吃过奶后，不一会儿就似乎全吐出来了，这时有些家长可能怕新生儿挨饿，马上就再喂。遇到这样的情况应该怎么办？

遇到这种情况时要根据宝宝当时的状况而定：有些宝宝吐奶后一切正常，也很活泼，则可以试喂，如果宝宝愿吃，那就让宝宝吃好；而有些宝宝在吐奶后胃部不舒服，如果马上再喂奶，宝宝可能不愿吃，这时最好不要勉强，应让宝宝胃部充分休息一下。

一般情况下，吐出的奶远远少于吃进的奶，所以家长不必担心，只要宝宝生长和发育不受影响，偶尔吐一次奶也无关紧要。

当然，如果每次吃奶后必吐，那么就要做进一步检查，以排除疾病导致的吐奶。

●如何**选择奶粉**●

在选择奶粉时还要注意：包装要完好无缺，包装袋要注明生产日期、生产批号、保存期限，保存期限最好是用钢印打出的。奶粉外观应是微黄色粉末，颗粒均匀一致，没有结块，有清香味道，用温开水冲调后，能够完全溶解，静止后没有沉淀物，奶粉和水没有分离现象。如果出现相反的情况，说明奶粉的质量可能有问题。

建议爸爸妈妈在挑选奶粉的时候可先咨询医生，或者是通过亲戚建议的方式来确定选择的奶粉。

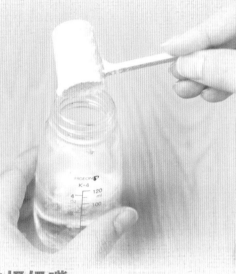

●如何**选择奶嘴**●

奶嘴孔的大小可随宝宝的月龄增长和吸吮能力的变化而定，新生宝宝吸吮的孔不宜过大，一般在15~20分钟吸完为合适，若太大，乳汁出得太多容易呛着宝宝，应买孔小一点的奶嘴，但也不能太小，以免宝宝吃起来太费劲。小孔奶嘴的标准是：将奶瓶倒过来，1秒钟滴一滴左右为准。此外，橡胶乳头也不能太硬，发现不好时应马上换掉。随月龄增加乳头孔可以加大一些，以宝宝4~5个月时，每次在10~15分钟吸完奶、不呛奶为合适。

●如何**选用奶瓶**●

奶瓶的材质分为玻璃和塑料两种。玻璃的奶瓶耐热易清洗，比较实用；塑料的奶瓶轻便，外出携带方便。一定要选择合格的塑料奶瓶，不合格的塑料奶瓶有致癌作用。奶瓶的容积不同，品牌也有所不同。比如用于盛装果汁和白开水的奶瓶就有50毫升的，也有240毫升的，具体可以根据宝宝的饮用量加以选择。

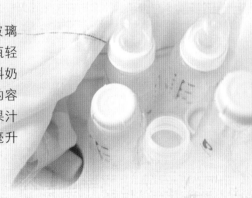

●用奶瓶哺喂的方法●

注意查看奶嘴是否堵塞或者流出的速度过慢。如果将奶瓶倒置时呈现"啪嗒啪嗒"的滴奶声就是正确的。喂宝宝奶粉时最常用的姿势就是横着抱。和喂母乳时一样，要边注视着宝宝，边叫着宝宝的名字喂奶。为了避免造成宝宝打嗝儿，在宝宝喝奶时应该将奶瓶倾斜一定的角度，以防空气大量进入。

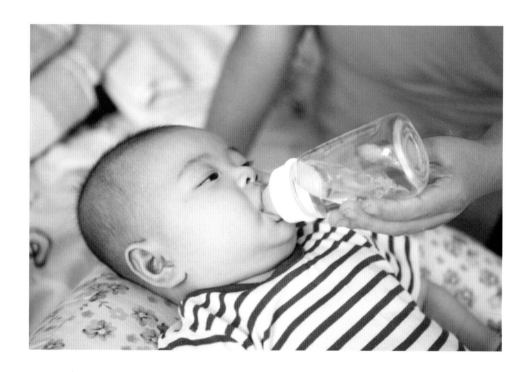

●患乳腺炎时如何哺乳●

在月子里，产妇患了乳腺炎，应该如何喂母乳呢？这是人们最关切的问题。

患乳腺炎的主要原因是乳腺管不通畅，乳汁郁积，从而引起细菌侵袭导致感染。当有乳房肿胀、乳核形成时，仍可让宝宝继续吃奶，因为宝宝的有力吸吮可以起到疏通乳腺管的作用。每次喂奶时，应先吸患侧，再吸健侧。

在治疗乳腺炎选择使用抗生素时，一定要选用那些不经乳汁排泄，对宝宝无害的药。实际上只要认真坚持母乳喂养，那么乳腺炎的发生率会降低。

黄疸型新生儿母乳喂养要注意什么

临床与母乳喂养有关的黄疸分为母乳喂养型黄疸和母乳型黄疸综合征，有时这两种可以同时存在。它们在母乳喂养时都应注意以下两点：

1. 母乳喂养型黄疸，也称为"缺乏"母乳的黄疸。发生在新生儿出生后3～4天，持续时间一般不超过10天，并多为初产妇的宝宝。母乳喂养型黄疸，在喂母乳时母亲一定要勤喂乳，要在24小时内哺乳8～12次，或者更多；要仔细观察新生儿，观察到他确实有效地吮吸乳汁；注意大便性状，对延迟排便的新生儿可行灌肠处理；限制辅助液体的添加，使宝宝能够充足地摄取乳汁。

2. 母乳型黄疸综合征，其发生率为1%，一般发生在出生后7天左右。黄疸可持续3周到3个月。多见于经产妇的新生儿。新生儿全身情况良好，发育正常。究其原因，认为是母乳中的β–葡萄糖酰酶分裂肠道内的结合胆红素，增加了胆红素的肝肠循环，升高了血中的胆红素作用。如胆红素小于342μmol/L，不必暂停母乳喂养，如果超过342μmol/L，可暂停母乳喂养24～48小时，但母亲要挤空乳房内乳汁，以免日后乳汁减少。

如何喂养早产儿

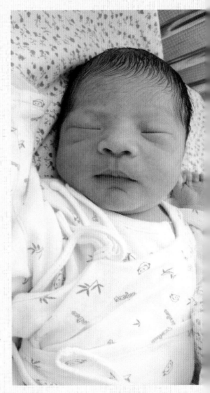

喂哺方法按早产儿成熟情况不同而异，对出生体重较重、吮吸能力较强的，可直接进行母乳喂养。目前研究表明，早产母亲的乳汁成分完全适于早产儿的生长和发育需要及消化能力，因此，要让早产儿吮吸、勤吮吸，使母乳乳汁分泌增加。早产儿如果吮吸能力差，可将母乳挤出用匙喂。母乳不足可进行人工喂养。体重较轻、吮吸能力不全的早产儿，可用滴管或胃管喂养。

早产儿摄入量计算公式可供参考：最初10天内早产儿每日哺乳量（毫升）=（婴儿出生实际天数+10）×体重（克）÷100。以上为最大值，有的宝宝也许吃不完。

一般来说，体重在1 000克以下每小时喂1次；1 000～1 500克的，每1.5小时喂1次；1 500～2 000克的，每2小时喂1次，2 000克以上的，每3小时喂1次。

● 白天母乳哺喂的**方法** ●

先用温水洗干净乳头，以免上面附带的细菌进入宝宝口中，导致宝宝口腔或咽喉发炎。

乳母在沙发或椅子上坐着，然后在哺乳乳房一侧的脚下搁一只小凳子架起这侧腿，将宝宝的头枕在乳母的胳膊弯上，胳膊弯舒适地放在架起的腿上。把这侧乳头连乳晕一起放入宝宝嘴中，要尽可能让宝宝嘴唇能裹着乳晕，这样可以促使泌乳。

一侧吃空后，再以同样姿势把宝宝换到另一侧乳房、胳膊弯和腿上。宝宝吃饱睡着后要及时抽出乳头，不要让他老含着乳头，因为那样不仅不利于宝宝口腔和乳母乳头的卫生，而且还易引起宝宝依恋乳头的不良习惯，有时甚至会引起宝宝的呕吐或窒息。

● 夜间母乳哺喂的**方法** ●

夜晚乳母的哺喂姿势一般是侧身对着稍侧身的宝宝，妈妈的手臂可以搂着宝宝，但这样做会较累，手臂易酸麻，所以也可以只是侧身，手臂不搂宝宝进行哺喂。

或者可以让宝宝仰躺着，妈妈用一侧手臂支撑自己，俯在宝宝上进行哺喂，但这样的姿势同样较累，如果妈妈不是很清醒时千万不要这样喂奶，以免在似睡非睡间压着宝宝，甚至导致宝宝窒息。

晚上哺喂不要让宝宝含着乳头睡觉，以免造成乳房压住宝宝鼻孔有窒息的危险，也容易使宝宝养成过分依恋妈妈乳头的娇惯心理。

另外，产后育儿，乳母自己身体会极度疲劳，加上晚上要不时醒来料理宝宝而导致睡眠严重不足，很容易在迷迷糊糊中哺喂宝宝，所以要小心以防出现意外。

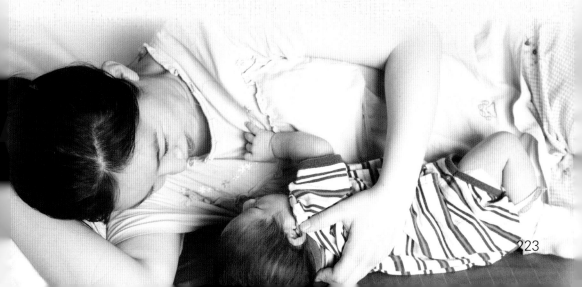

第二节 新生儿日常照料

● 手把手教你用尿布 ●

带小便的尿布和带大便的尿布要分开洗涤。先用清水浸泡15分钟，再加洗涤剂洗涤（带大便的尿布要先将上面的大便冲入马桶，再放到盆里浸泡）。接下来是消毒：洗完的尿布放在开水里煮5～10分钟，再放到阳光下晾晒。

传统尿布的更换	
折叠	纵向对折一次后，横向再对折一次
系上腰带	尿布穿上后系上腰带，要在腹部中间处留出大约两根手指的间隙
多余的部分折叠	尿布不能盖住宝宝的脐部，多余的部分男孩折叠到前面，女孩折叠到身后

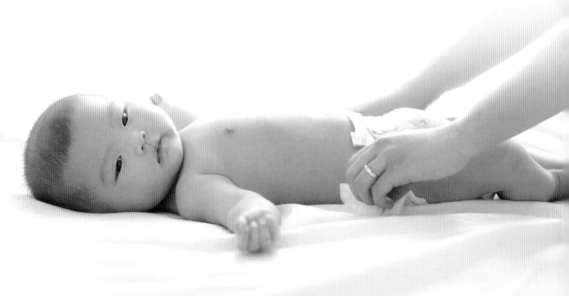

●纸尿裤怎么用●

纸尿裤的更换	
清洁宝宝屁股	打开脏污的纸尿裤，用浸湿的纱布擦拭宝宝屁股，不能有大便残留
取下脏纸尿裤	将脏纸尿裤卷起，小心不要弄脏衣服、被褥或宝宝的身体
更换新纸尿裤	将新纸尿裤展开，把褶皱展平。一只手将宝宝的屁股抬起，另一只手将新的纸尿裤放到下面。将纸尿裤向肚子上方牵拉，注意左右的间隙对称后粘好
保留腰部的纸带	在腰部留出妈妈两指的间隙，目测左右的对称性之后，将腰部的纸带粘好即可

●如何给宝宝剪指甲●

选用钝头指甲剪

给宝宝剪指甲时，妈妈要选用安全、实用的专业的宝宝指甲剪，在大多孕婴店都可以买到。专业的宝宝指甲剪是专门为宝宝设计的，修剪后有自然的弧度。

选择合适的修剪时机

给宝宝剪指甲并不是一件简单的事，因为宝宝不会乖乖听话。建议新妈妈在宝宝熟睡后再进行修剪。另外，宝宝洗澡后，指甲比较柔软，这时候修剪也比较方便。给宝宝剪指甲时，妈妈一定要抓稳宝宝的小手，以免误伤宝宝。

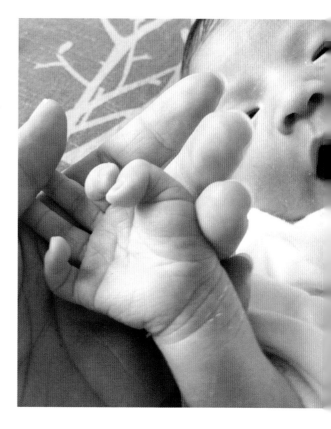

● 新生儿卧室必备条件 ●

宝宝从医院回到家中后，完全可以生活在父母原来居住的房间里。对于房间室温不一定要求十分严格，感觉热了少盖点儿，冷了盖被子暖暖就可以了。

有的书中写到，对于宝宝来说室温最好能够保持在20℃，湿度最好保持在50%。

这些事情也不需要过分地刻意执行。刚出生的宝宝对噪声很敏感。为防止被传染上疾病，如有两个条件相同的房间，宝宝的卧室最好不要让外人进入。

有老鼠的地方，要消灭老鼠，同时屋内不要放能被老鼠食用的东西，也应避免让猫进到宝宝的房间。

家中宝宝有哥哥姐姐的，应确认其是否已经接种了百日咳疫苗。如未接种的，应尽早接种。1~2个月的宝宝如患了百日咳，可危及生命。宝宝百日咳通常都是因家中稍大一些的宝宝传染而产生的。

房间面积较小的家庭也应安装上宝宝床，尤其住在公共住宅区，只有一室一厨的家庭更是必要。这是因为宝宝所需的安全区只存在于宝宝床的范围内。

● 怎样去除新生儿的头垢 ●

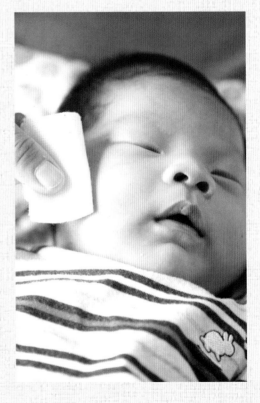

有些宝宝出生后不久，头顶会有一块黄色硬痂，有的多，有的少，后来越积越硬。头垢是由于新生儿出生时头皮上的脂肪加上以后头皮分泌的皮脂，粘上灰尘而形成的，留着很不卫生，也会影响新生儿头皮的正常作用，所以应当洗掉。

头垢少的经过几次洗头后可清洗干净，多的则需要用油涂擦湿润后才能除去。一般方法是，洗澡前或洗头前用手或小棉棒蘸油（石蜡泪或煮熟冷却后的植物油或润肤油）轻轻擦拭，如果头垢与头皮脱离，则可去掉；若没有完全脱离，一次洗不净，可重复洗几次，直至洗干净为止。使头垢变软，然后再用香皂和温水洗净。

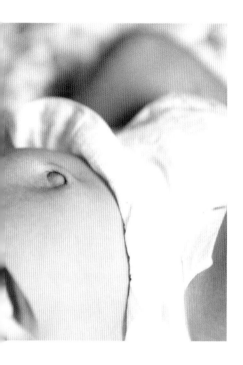

●宝宝肚脐**怎样护理**●

新生儿肚脐上的脐带，一般在出生1周后便会自行逐渐干枯，变成黑褐色，最后即会自然脱落。有的新生儿脐带脱落缓慢，请注意不要硬去自行把它摘掉。

脐带初掉时创面发红，且皮肤稍湿润，与受伤时相同，往外渗水。一旦被细菌感染，便会很容易使细菌侵入血液中，因而消毒以后，要用清洁药布敷在上面，并让脐部经常保持干燥。另外，要注意将尿布远离脐部，因为新生儿撒尿会污染脐部，使脐部无法保持干燥。

如果新生儿脐部的伤痕长时间不愈合，且出现起疙瘩并有渗血水的情况时，应该及早地去医院请医生进行治疗。

●怎样给宝宝**喂药**●

给新生儿喂药时要慎重认真，正确方法是：

当新生儿病情较轻时，将病儿抱在怀中，托起头部或半卧位，用左手拇、示二指轻轻按压宝宝双侧颊部迫使病儿张嘴。可将宝宝头和手固定，然后用小匙将药液（药片弄碎，加温水调匀）放到舌根部，使之自然吞下。也可以使用奶瓶让宝宝自己吸吮而服下，但要注意把沾在奶瓶里的药汁用少许开水刷净服用，否则无法保证足够的药量。

如果患儿病情较重，可用滴管或塑料软管吸满药液后，将管口放在患儿口腔颊黏膜和牙床间慢慢滴入，并要按吞咽的速度进行。第一管药服后再喂第二管。如果发生呛咳应立即停止挤滴，并抱起患儿轻轻拍后背，严防药滴呛入气管。

在喂中药汤剂时，煎的药量要少些，以半茶盅为宜。一日可分3～6次喂完，加糖调匀后用小勺或倒入奶瓶喂用，注意中药宜温服。

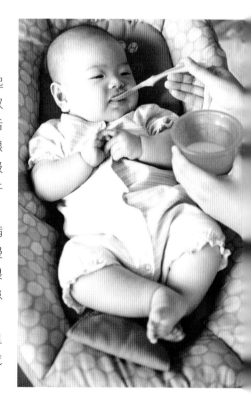

●新生儿外出的**注意事项**●

安排好行程

新生儿在出生1个月内尽量避免外出，如果外出必须安排好行程，还要与医生联系，让医生了解整个行程计划，并请医生提出建议。

准备好携带的东西

无论在什么时候，只要你有了宝宝，就必须想着要带好必备的东西。带宝宝外出，应准备好必备的宝宝用品，当然越全面越好，不要怕琐碎，以免用时没有东西可用。外出对宝宝大、小便的处理尤其要事先考虑，多准备些干或湿纸巾、垃圾袋、纸尿布、替换衣裤等，这对于带宝宝外出来说很有用。

●新生儿内衣的**挑选**●

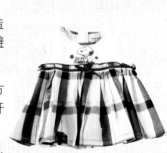

注意以下因素	
质地柔软	因宝宝皮肤最外层耐磨性的角质层很薄，所以内衣质地要柔软，不要接头过多，翻看里边的缝边是否因粗糙而发硬，尤其要注意腋下和领口处。给小宝宝买到缝边朝外的内衣最合适
良好的透气性	要选用具有吸汗和排汗功能的全棉制造品，以减少对宝宝皮肤的刺激，从而避免发生皮肤病
款式简洁	宝宝的头大而脖子却较短，为穿脱方便，内衣款式要简洁，宜选用传统开襟、无领、系带子的和尚服
款式简洁	内衣色泽宜浅淡、无花纹或仅有稀疏小花图案，以便及早发现异常情况，还可避免有色染料对宝宝皮肤的刺激

●新生儿穿衣的方法●

　　宝宝在小的时候，身体还很柔软，给宝宝穿衣有一定的难度。如果稍加注意，就会变成一种乐趣。

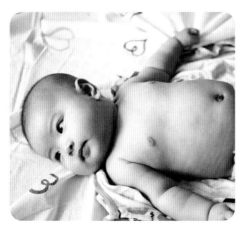

1．将贴身内衣及外套提前叠好放置，注意将袖子完全展开。

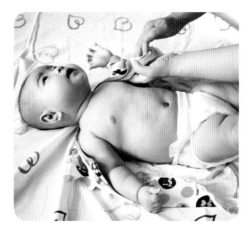

2．将衣袖伸开，妈妈的手从袖口进入，牵引出宝宝的胳膊。

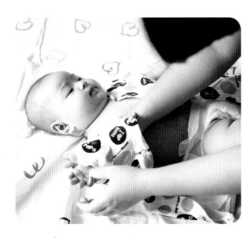

3．再穿另一侧，方法如图2。

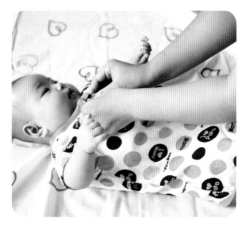

4．不要系得太紧，将领子松散着，将内衣的布带系结实即可。

新生儿的**五官清洁**

宝宝的小鼻子

只需要用方巾擦拭宝宝的鼻腔外侧就可以了。如果宝宝的外鼻孔道出现鼻屎，则可以使用细棉花棒在宝宝的鼻孔外侧稍微轻轻地转一下，若担心宝宝感到疼痛，可以在棉棒上蘸一点水。在宝宝外鼻孔内的分泌物，大都会随着宝宝每次打喷嚏而排出体外。

一般来说，父母在清洁宝宝的鼻子时会感到比较困难，因为宝宝的鼻孔相对于成年人小很多。所以，通常宝宝的鼻孔不用特别去处理，只有在需要时，对宝宝的鼻孔外侧进行清洁就可以了。

宝宝的小眼睛

选择一个宝宝专用的方巾，浸湿方巾的一角后将其卷在手指上，由内眼角到外眼角，轻轻地帮宝宝擦拭眼睛。

为了避免交叉感染，父母必须记清楚分别是用四角方巾的哪一个角，来清洁宝宝的右眼和左眼，千万不要搞混。

宝宝的小耳朵

将四角方巾浸湿后拧干，将方巾的其中一个角卷在手指上，再轻轻擦拭宝宝的外耳部位。

父母在清洁宝宝的耳朵时，为了避免导致交叉感染，必须避开使用帮宝宝清洁眼睛时用过的方巾两角，分别利用另外两角，帮宝宝擦拭右耳和左耳。

宝宝的小口腔

将纱布蘸湿，裹在手指上，轻轻帮宝宝擦拭舌头和牙龈。当宝宝喝完奶后，可以让他再喝一点开水以起到清洁口腔的作用。如果宝宝不愿意喝开水，则可以利用纱布帮助宝宝清洁口腔。需要特别提醒父母的是，清洁时父母的手不要太深的放入宝宝的口中，以免引起宝宝的不适。

●给新生儿洗澡●

洗澡用品的准备

两条毛巾、棉签、婴儿沐浴液、一块温和的婴儿香皂、干净的衣服、棉球、包被、尿布、纱布。

用温水洗宝宝的脸

用温水清洗宝宝的脸，尤其注意耳朵后面、耳郭里面、脖子的褶皱处。这时先不要将宝宝的包被拿掉。

清洗宝宝生殖器官

将宝宝的双腿往外掰，如果是女婴，擦拭屁股时一定要按照从前向后的顺序，以免大肠杆菌通过尿道进入体内引起炎症。注意小阴唇和阴道间的蛋白样分泌物不必擦洗。男孩的阴囊里面很容易残留脏东西，妈妈在清洗的时候要仔细。

擦洗宝宝头部

先将纱布用温水浸湿，然后用纱布挤一点温水在宝宝头上，将沐浴液搓出泡沫来，揉在纱布上洗宝宝头发。

擦洗其他部位

一只手将包被拿掉，另一只手托住宝宝的脖子，脱下尿布，用纱布盖住肚脐。这阶段的宝宝脐部容易感染，应避免弄湿。把他的双手和双脚拉开，擦洗腹股沟、膝盖、肘腕处。

将宝宝翻过来擦洗背部

用空出的一只手放在宝宝头部的后方，缓慢将宝宝的重心转移到这只手上，将宝宝轻轻翻过来，擦洗宝宝屁股上方褶皱处和尿布覆盖的部位。

尽快换上干净的衣服

宝宝沐浴结束以后，要马上用预备好的毛巾擦拭干净，不要忘记脖子及腋下。尽快给宝宝穿上准备好的内衣，以免着凉。

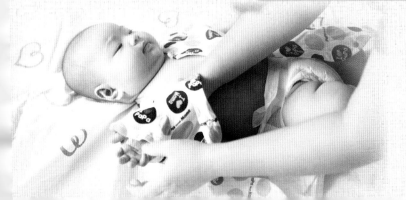

231

● 如何护理 新生儿的皮肤 ●

	新生儿皮肤护理的措施
1	要勤洗澡，勤换尿布，勤换内衣。洗澡时要用婴儿专用清洗用品，不要用药皂等。脐带脱落前要盆浴，以免造成脐带感染。特别要注意皮肤褶皱处的清洗
2	每次换尿布后要用温开水清洗宝宝臀部及外阴部，以免皮肤感染，发生红臀
3	要及时修剪宝宝小指甲，以免抓伤皮肤
4	宝宝的皮肤有奶香，要防止蚊虫叮咬宝宝，伤害皮肤
5	臀部及皮褶处不要撒爽身粉或松石粉，尤其是女婴，以免对外阴产生刺激，引起不适，男婴可适当撒些，但过多会造成结块而摩擦皮肤
6	注意新生儿衣服被褥的增减，避免出汗过多，冬天要注意保暖适当，预防硬肿症。夏天温度过高时，要多喝水，防止脱水热

● 如何抱起 新生儿 ●

抱起仰卧的宝宝

1. 把你的一只手轻轻地放在宝宝的头下方。
2. 另一只手从对侧轻轻地放在宝宝的下背部和臀部下方。
3. 慢慢地将宝宝抱起来。
4. 将宝宝的头小心地转到你的肘弯或肩膀上，让宝宝的头有所依附。

抱起俯卧的宝宝

1. 先将一只手放在宝宝的胸部下方，用前臂支住他的下巴，再将另一只手放在他的臀下。
2. 慢慢地抬高宝宝，并让他面转向你靠近你的身体，那一只支撑他头部的手向前滑动，直到他的头躺在你的肘弯，另一只手则放在他的臀下和腿部。

1. 一只手轻放在宝宝的头颈下方，另一只手放在臀下。
2. 将宝宝挽进你的手臂，慢慢地抬高宝宝。
3. 将宝宝靠着你的身体抱住，然后将宝宝的前臀滑向你的头下方，让宝宝靠在你的肘部。

●如何放下新生儿●

当把宝宝从仰卧、俯卧、侧卧抱起后，又该如何放下宝宝呢？

仰卧放下宝宝的方法

1. 将一只手放在宝宝的头颈下方，然后用另一只手托住宝宝的臀部，慢慢地放下宝宝，手一直扶住他的身体，直到他完全落到床铺为止。
2. 从宝宝的臀部抽出你的手，用这只手稍稍地抬高宝宝的头部，然后轻轻地抽出你的另一只手，再慢慢地将宝宝的头放在床上。

侧着放下宝宝的方法

1. 让宝宝躺在你的手臂中，宝宝的头靠在你的肘部。
2. 将宝宝放在床上后，轻轻地抽出你在他臀下的那只手。
3. 抬高宝宝的头，抽出你放在他头下的那只手，然后轻轻地放下他的头。

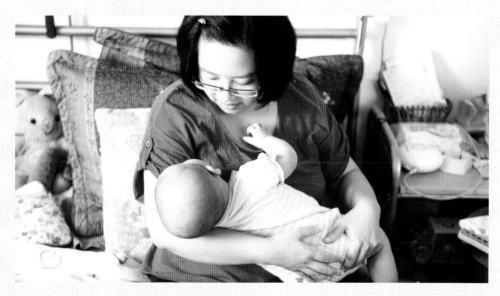

第三节 宝宝健康最重要

● 向医生了解情况 ●

在宝宝出生后3~7天就可以出院回家了。产科的医生对孕妈妈在产时和产后的情况是十分清楚的，妈妈在出院前，应该向医生详细了解宝宝在出生前后的情况，以及回家后应该注意的问题。

出生时的情况

要及时向医生了解宝宝出生时有无缺氧、窒息、产伤，宝宝出生时的身长、体重和头围大小，身体有无畸形等。

出生后的情况

宝宝出生后医生检查的情况怎样？有没有发现什么畸形或发育不良？是不是早产儿或低体重儿？出现了黄疸没有？应该进行的新生儿遗传代谢病筛查、听力筛查、新生儿神经行为测定做了没有？结果怎样？有没有问题？乙肝疫苗和卡介苗预防注射打了没有？宝宝是不是"高危儿"？出院后什么时间到医院来检查？等等这些问题会都要问个清楚。

● 新生儿12种特征不是病 ●

看着刚刚生下来的宝宝，虽然新妈妈会感到非常欣喜，但是在喜悦之余新妈妈们仍然会有许多的疑惑。

比如说宝宝的耳朵怎么有点招风？会不会是扁平足？腿怎么不直呢？

我的宝宝是不是不正常？类似于这样的问题层出不穷。下面的一些介绍会使新妈妈们宽心不少。

大便时全身变红

新生儿大便时会发出"吭哧吭哧"的声音，全身都会变红。别担心，这是因为胎儿在子宫里没有排泄大便的活动，新生儿的腹部肌肉缺乏锻炼，因此没有足够的力量。所以出生后的宝宝要非常用力才能将大便排出。

屁股上出红疹

小屁股上的红疹大多是由新生儿的大便造成的。

新生儿的消化系统难以完全消化掉母乳或配方奶中的碳水化合物，那些未被消化的部分在大肠中发酵，产生气体、酸性物质以及泡沫样大便——这对宝宝柔嫩的小屁股造成的刺激是极大的。一定要给宝宝勤换尿布，多擦护臀霜。

呼吸快而不规则

新生儿的呼吸频率相对比成人快很多，而且也不规律。这是由宝宝的肺还很小，其神经系统还没完全发育好的缘故。

新生儿的体温不规律

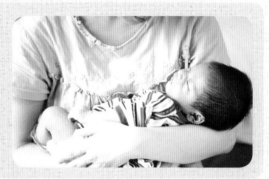

新生儿的甲状腺——新生儿体内的温度调节器尚未发育完善，汗腺也不够发达，所以新生儿的体温会出现时高时低的状况。好在新生儿有充足的脂肪来保护自己，体温不会降得太低。

新生儿易脱水

新生儿的体重中75%～80%都是水分，但新生儿的新陈代谢速度是儿童或大人的2～3倍，而导致水分快速流失，所以新生儿容易出现脱水现象。要判断新生儿是否处于脱水状态，可把小拇指放入新生儿的口中，如果湿润则没事，如果干而黏，就说明新生儿需要奶水。

新生儿爱打嗝儿

宝宝出生后的几个月内，一直都有较频繁的打嗝儿。这是在锻炼横膈膜，它对宝宝的呼吸运动有重要的作用。有时打嗝儿是由于宝宝过于兴奋，有时则是由于刚喂过奶，某种程度上讲，打嗝儿是由于横膈膜还未发育成熟。到了3～4个月的时候，宝宝打嗝儿的次数就会少了。

新生儿耳朵软

新生儿的小耳朵非常柔软，显得有些像招风耳。其实，这只是宝宝的小耳朵里的软骨尚未发育好的缘故。

几个星期之后，随着软骨日渐发育成熟，宝宝的小耳朵就会慢慢变硬，直立起来，有一个正常的形状了。

脚指甲往肉里长

新生儿的脚指甲看起来好像是往肉里长是正常的现象。新生儿的指甲易折易弯，深深地置于甲床中。判断宝宝的指甲是否有问题，只需要轻轻地挤压一下他的脚趾：如果宝宝的脚指甲真的是往肉里长，那么宝宝的脚会感到疼痛，他会以哭声告诉你。

新生儿有双"扁平足"

事实上，新生儿足底扁而平是属于正常的现象。相反，如果宝宝在前几个月里就有很高的足弓反而是一种不良的信号，因为它预示着宝宝会有神经或肌肉方面的问题。宝宝到了4～6岁的时候足弓才会发育好。

内八脚和罗圈腿

由于孕妈妈的子宫中空间有限，胎儿是以双腿交叉蜷曲，臀部和膝盖拉伸的姿势生长的，因此他的腿、脚向内弯曲。出生后，随着宝宝经常运动，臀部和腿部的肌肉力量加强，宝宝的身体和脚就会慢慢变直。

新生儿只能用鼻子呼吸

这是因为新生儿的喉咙位置比较高。较高的喉咙位置可以让他在吃奶时进行呼吸，不会使液体流入气管。缺点是新生儿不能用嘴呼吸。

如果新生儿发生鼻塞，要及时用吸鼻器吸通鼻子。

新生儿不流眼泪

这是因为新生儿的泪腺所产生的液体量很少，只能保持眼球的湿润。而且，宝宝在出生时，其泪管是部分或全部封闭的，要等到几个月以后才能完全打开。

第四节 0~1岁宝宝的早期教育

●让宝宝握住妈妈的**手指**●

这是锻炼宝宝抓握反射的能力。这个反射可以将宝宝手上接触的刺激传达到大脑，从大脑中送出"动"这个命令，引起肌肉收缩。出生后两个月，这种反射运动就要出现抑制性的倾向，逐渐消失。所以，要趁反射还没有消失，让宝宝好好地学习握东西的能力。

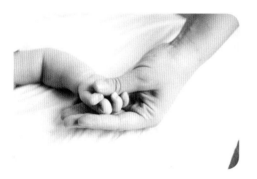

让宝宝握住母亲的手指，慢慢地摇动，注意手指不要脱离。让宝宝紧紧地握住，反复进行练习。

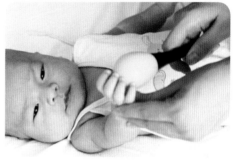

不仅是母亲的手指，使用合乎宝宝手指尺寸的棒子、标签笔等，也可以练习宝宝的双手握住能力。

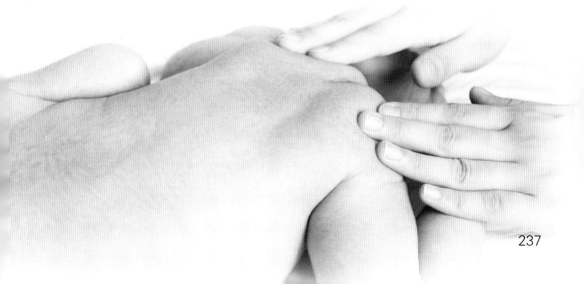

● 训练宝宝对声音的 **反应能力** ●

新生儿的哭声具有与人沟通的作用。宝宝哭了，是为了让母亲知道他的需求。当宝宝哭的时候，父母可通过仔细观察，了解他哭声的含义，究竟是不舒服了、饿了，还是只想得到关注。当宝宝哭的时候去照顾他，这并不是在宠他，因为这样做能够让宝宝感受到爱并获得安全感。尽可能多地与他交谈，多对他微笑，多抚摩他。父母可探究性地询问宝宝："哦，宝宝饿了呀，妈妈给你喂奶。"同时配合喂奶的动作，或如"宝宝想让妈妈抱了呀，来妈妈抱一抱"。同时配合抱的动作。

和宝宝说话	发出轻微的声音，如咕咕声，让宝宝知道你在附近，你正关注着他；或者和你的宝宝说说话
放音乐	给宝宝播放一首优美的轻音乐或者活泼欢快的儿歌
轻摇宝宝	轻摇宝宝，边摇边哼着儿歌。可以把他抱在怀里摇，也可以把他放在摇椅上摇，但最好是抱在怀里摇。在唱歌或听音乐的同时可伴随着轻轻地抚摩和亲昵。需要注意的是，不管你压力多大，都不要猛摇宝宝，因为那样会导致宝宝失明、大脑损伤甚至死亡

● 训练宝宝对光线的 **刺激反应** ●

为了教会宝宝寻找发光物，平日就可以把会发亮的玩具不固定地摆在宝宝旁边，随时拿起来逗宝宝玩。为了让宝宝适应不同的亮光，平时照顾宝宝的时候，可以经常变换宝宝活动的地点。

利用发光的玩具

把会发光的玩具放在宝宝的眼前或是从不同方向照射过来，吸引宝宝注视光源。

巧用手电筒

把手电筒的光线投射到白墙壁上，让宝宝注意到光源，同时鼓励他伸手去触摸。

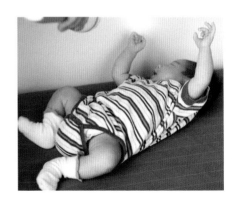

●和新生儿做尿布体操●

利用换尿布的时机进行，让宝宝记住身体运动的规律，这就是练习尿布体操的目的。主要让宝宝了解换尿布是为了让他舒服，并学习按照自己意志运动身体。

首先要告诉宝宝"要开始做尿布体操了"。

1. 双腿直挺：摘掉尿布，首先扶住宝宝的双脚，弯曲膝盖，然后母亲用双手轻轻按压宝宝的脚心。这个过程中最关键的就是要朝着宝宝蹬腿的方向用力。

2. 伸伸腿：接下来要告诉宝宝"好了，伸伸腿吧"，从宝宝的肩膀到腰、脚尖，从上到下抚摩多次。特别是接触到腿部的时候，要轻轻按压宝宝的大腿。

3. 伸伸手：握住宝宝的双手，左右伸展，然后把宝宝的双手拿到胸前。

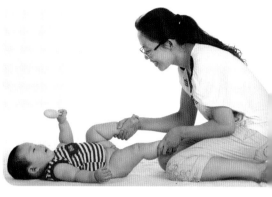

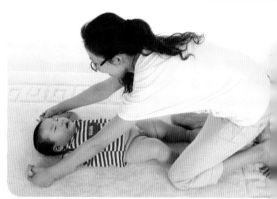

●多和宝宝进行皮肤接触●

新生儿出生后半个小时内就可以将其裸体置于妈妈胸前，让母婴之间进行皮肤和皮肤的接触，让新生儿在最早的时间接触到乳头，这是母乳喂养成功的重要措施之一。

经过分娩辛劳的母亲，在和宝宝进行皮肤接触的时候，拥抱、触摸盼望已久的宝宝，会感到莫大的欣慰，疼痛会减轻，疲劳被驱散。可爱的宝宝呢，一路跋涉最终降临到了这个世界，兴奋、新奇，也许还会感到一些陌生。通过和妈妈的皮肤接触，就会产生安全感，同时宝宝与妈妈的皮肤进行接触，还可以利用妈妈的体温为宝宝取暖。更重要的是当母亲与宝宝进行皮肤接触的时候，宝宝可以将头自动转向妈妈的乳房，早吸吮就会进行。让宝宝进行早吮吸、早接触，母婴生理反射也就可以成功地建立。

进行皮肤接触时，保暖是需要注意的地方，可用被褥、毛毯、毛巾被等将母婴一起裹盖。皮肤接触时间不可少于半个小时。若是遇到新生儿体重极低、窒息或其他母婴紧急情况，皮肤接触可推迟进行。